Maxillofacial kirurgisk sykepleie

Den komplette guiden

Nora NILSEN

Innholdsfortegnelse

Kapittel 1: Introduksjon til kjeve- og ansiktskirurgi   17

    Definisjon og bakgrunn   18

    Omfanget og mangfoldet av tiltak   19

    Teknologisk utvikling og dens innvirkning på spesialiteten   20

Kapittel 2: Sykepleierens grunnleggende rolle   23

    Betydningen av forholdet mellom sykepleier og pasient   24

    Sykepleiere som det sentrale punktet i pleiekoordineringen   25

    Spesifikke ferdigheter innen kjeve- og ansiktskirurgi   27

Kapittel 3: Dagliglivet på kjeve- og ansiktsavdelingen   29

    Pasientankomst: fra mottak til preoperativ forberedelse   30

    Støtte under operasjonen   31

    Postoperativ behandling   33

Kapittel 4: Spesifikke teknikker og protokoller 37

   Asepsis og steriliseringsprosedyrer 38

   Pleie av sår og dren 39

   Smertebehandling og potensielle komplikasjoner 41

Kapittel 5: Emosjonelle og psykologiske utfordringer 43

   Forståelse og håndtering av pasientangst 44

   Sykepleierens motstandskraft i møte med vanskelige tilfeller 45

   Betydningen av teamstøtte og debriefing 46

Kapittel 6: Samarbeid med det kirurgiske teamet 49

   Dynamikken i driftsteamet 50

   Tverrfaglig kommunikasjon 51

   Betydningen av gjennomganger av sykelighet og dødelighet 53

Kapittel 7: Kjeve- og ansiktsregionens anatomi og fysiologi 57

   Benstrukturer 58

   Vaskularisering og innervasjon 59

   Vevskarakteristikker: muskler, hud og slimhinner 61

Kapittel 8: Verktøy og teknologi innen kjeve- og ansiktskirurgi   65

    Vanlige kirurgiske instrumenter og bruken av dem   66

    Bildedannende teknologi: røntgen, skanner, MRI   67

    Nyere innovasjoner: robotassistert kirurgi, teknikker for 3D-rekonstruksjon   69

Kapittel 9: Vanlige patologier og tilhørende behandlinger   71

    Svulster og lesjoner i kjeve- og ansiktsregionen   72

    Traumer og bruddskader   73

    Medfødte misdannelser og kirurgisk korreksjon   75

Kapittel 10: Kosmetisk kirurgi i kjeve- og ansiktsregionen   77

    Preoperativ vurdering og pasientens forventninger   78

    Vanlige kirurgiske teknikker: neseplastikk, ansiktsløftning og genioplastikk   79

    Postoperativ behandling og håndtering av komplikasjoner   81

Kapittel 11: Etikk og lovlighet i kjeve- og ansiktskirurgi   83

    Pasientenes rettigheter og plikter   84

Informert samtykke og beslutningskompetanse	85
Håndtering av vanlige etiske	87
Kapittel 12: Kommunikasjon med pasienter og pårørende	**91**
Effektive kommunikasjonsteknikker	92
Håndtering av dårlige nyheter og uoppfylte forventninger	93
Støtte til familier og pårørende i stressede perioder	95
Kapittel 13: Akuttbehandling innen kjeve- og ansiktskirurgi	**97**
Beredskapsprotokoller	98
Samarbeid med nødetatene	99
Psykologisk støtte til pasienter og ansatte etter en nødsituasjon	101
Kapittel 14: Forebygging og pasientopplæring	**103**
Forebygging av ansiktstraumer	105
Opplæring i postoperativ behandling	106
Øke bevisstheten om risikoen forbundet med tobakk, alkohol og andre faktorer.	108
Kapittel 15: Infeksjoner og postoperative komplikasjoner	**111**

Gjenkjenne tidlige tegn på infeksjon	112
Protokoller for infeksjonshåndtering	113
Komplikasjoner som er spesifikke for kjeve- og ansiktskirurgi	115

Kapittel 16: Utfordringer innen rehabilitering og fysioterapi — 119

Vurdering og gjennomføring av rehabiliteringsplaner	120
Spesialiserte fysioterapiteknikker	121
Samarbeid med logopeder og andre terapeuter	123

Kapittel 17: Smertebehandling — 125

Vurdering av smerte	126
Spesifikke smertestillende protokoller	127
Ikke-medikamentelle teknikker for smertebehandling	129

Kapittel 18: Kjeve-, ansikts- og kjevekirurgi hos barn — 131

Anatomiske og fysiologiske forskjeller hos barn	132
Spesifikke utfordringer i pediatrisk behandling	133
Samarbeid med pediatriske tjenester	135

Kapittel 19: Håndtering av   139
krisesituasjoner og ekstreme situasjoner

   Reagerer på katastrofer og   140
   nødsituasjoner

   Håndtering av ekstreme tilfeller: 142
   alvorlige brannskader, krigstraumer

   Psykologisk støtte til teamet i disse   144
   intense situasjonene

Kapittel 20: Nyanser innen rekonstruktiv   147
kirurgi

   De viktigste typene rekonstruksjon   148

   Håndtering av pasientens og familiens   150
   forventninger

   Pre- og postoperativ forberedelse til   152
   større operasjoner

Kapittel 21: Den psykologiske   155
dimensjonen av pasienten

   Forståelse av de psykologiske   157
   konsekvensene av misdannelser og
   traumer

   Pasientstøtte og rådgivning   159

   Håndtering av dysmorfofobi   161

Kapittel 22: Kjeve- og ansiktskirurgi og   163
onkologi

   Omsorg for kreftpasienter   164

Håndtering av palliativ behandling 166
innen kjeve- og ansiktskirurgi

Samarbeid med onkologiteamet 168

Kapittel 23: Implantologi og protetikk 171

Grunnleggende prinsipper for 172
implantologi

Postoperativ behandling av pasienter 173
med implantater

Samarbeid med protetikere og 175
tannteknikere

Kapittel 24: Avanserte teknikker og nye 179
teknologier

Dataassistert kirurgi 180

Grafting og transplantasjonsteknikker 181

Løftet om robotkirurgi 183

Kapittel 25: Håndtering av sjeldne 185
komplikasjoner

Nevrologiske komplikasjoner 186

Vaskulære komplikasjoner og blødning 187

Behandling av atypiske tilfeller 189

Kapittel 26: Livet etter operasjonen: 193
langtidsoppfølging

Etablere regelmessige overvåkingsprotokoller	194
Behandling av langvarige problemer eller senkomplikasjoner	195
Psykologisk støtte og sosial reintegrering av pasienter	197
Kapittel 27: Pasientsikkerhet og risikostyring	**201**
Sikkerhetsprotokoller for operasjonsstuen	202
Håndtering av hendelser og uønskede hendelser	203
Fremme en sikkerhetskultur i teamet	205
Inspirere og forberede neste generasjon sykepleiere	206
Kapittel 28: Håndtering av spesifikke tilfeller	**209**
Kjeve- og ansiktskirurgi hos eldre mennesker	210
Omsorg for pasienter med spesifikke behov (funksjonshemming, komorbiditet)	211
Pasienter som tidligere har gjennomgått kirurgi eller behandling	213
Kapittel 29: Kjeve- og ansiktskirurgi i en global kontekst	**215**
Forskjeller og likheter i pleie og omsorg over hele verden	216

Bidra til internasjonale medisinske oppdrag 217

Forståelse og utjevning av ulikheter i omsorgen 219

Kapittel 30: Avanserte etiske og samfunnsmessige spørsmål 223

Håndtering av tilfeller der pasientens forventninger avviker fra de medisinske rådene. 224

Medisinske beslutninger i spesifikke kulturelle eller religiøse kontekster 225

Det etiske aspektet ved kosmetisk kirurgi for ikke-medisinske formål 227

Kapittel 31: Fremtidsutsikter og visjoner 229

Fremtidige utfordringer for kjeve- og ansiktskirurgi 230

Fremtiden for sykepleierutdanningen i denne spesialiteten 231

Visjon og ambisjoner for optimal omsorg 233

Kapittel 32: Praktiske råd og ressurser 237

Håndtering av stress og utbrenthet 238

Holde seg oppdatert på utviklingen på området 239

Ressurser og faglige 241
sammenslutninger

Kapittel 33: Konklusjon - På vei mot en 243
lovende fremtid

Kjeve- og ansiktskirurgisykepleierens 244
uvurderlige bidrag

Teknologiens og innovasjonens 245
innvirkning på fremtiden

Inspirere neste generasjon sykepleiere 247

« Kjeve- og ansiktskirurgi: der den kyndige hånden gjenoppretter form og funksjon i alle ansikter. »

Kapittel 1

INTRODUKSJON TIL KJEVE- OG ANSIKTSKIRURGI

Definisjon og bakgrunn

Kjeve- og ansiktskirurgi, i sin reneste form, er kunsten og vitenskapen som går ut på å diagnostisere, forebygge og behandle sykdommer, skader og misdannelser i munnen, kjeven og tilstøtende ansiktsstrukturer. Kjeve- og ansiktskirurgi er en delikat sammensmelting av odontologi og allmennmedisin, og tilbyr helhetlig behandling som overskrider det rent estetiske.

Historien til denne spesialiteten går helt tilbake til antikken. Selv om teknikkene og instrumentene var rudimentære, hadde gamle sivilisasjoner som egypterne og romerne allerede en viss forståelse av munn- og ansiktsanatomi. Flere tusen år gamle tekster vitner om forsøk på å korrigere frakturer og feilstillinger.

Med middelalderen og renessansen ble den medisinske tilnærmingen institusjonalisert. Til tross for dette var den kirurgiske praksisen, spesielt i ansiktet, ofte begrenset av mangel på presis anatomisk kunnskap og overtro. Det var først på 1500- og 1600-tallet, med skikkelser som Ambroise Paré i Frankrike, at kjeve- og ansiktskirurgi begynte å skille seg ut som en spesialitet.

Første verdenskrig var et stort vendepunkt. Soldatenes ødeleggende skader krevde en spesialisert kirurgisk tilnærming, noe som førte til bemerkelsesverdige fremskritt innen rekonstruktiv kirurgi. Det var i denne turbulente situasjonen at kjeve- og ansiktskirurgi vokste frem som en egen disiplin, med dedikerte utøvere som ikke bare forsøkte å gjenopprette funksjon, men også estetikk, og som erkjente den psykologiske betydningen av ansiktets utseende.

I dag er denne spesialiteten ikke begrenset til posttraumatiske operasjoner. Den dekker et bredt spekter, fra ortognatkirurgi for å korrigere feilstillinger til kreftkirurgi for å behandle svulster og til og med kosmetiske inngrep. Med ny teknologi og avanserte teknikker fortsetter kjeve- og ansiktskirurgien å utvikle seg og tilbyr stadig mer innovative løsninger på ansiktets og munnens komplekse utfordringer.

Kjeve- og ansiktskirurgi er frukten av en rik og kompleks historie, født av menneskets dype behov for å helbrede, gjenopprette og forskjønne. Faget er i stadig utvikling og gjenspeiler menneskets uendelige søken etter medisinsk og estetisk perfeksjon.

Omfang og mangfold Intervensjoner

Kjeve- og ansiktskirurgi, med sitt imponerende omfang, strekker seg langt utover rutineoperasjoner på tenner og tannkjøtt. Den omfatter en rekke inngrep som gjenspeiler munn- og ansiktsregionens komplekse anatomi og funksjoner.

Begynn med å se på medfødte misdannelser som leppe- og ganespalte. Disse misdannelsene, som er til stede fra fødselen av, krever kirurgiske inngrep for å gjenopprette form og funksjon, slik at barnet kan spise, snakke og puste normalt. Disse inngrepene er ikke bare funksjonelle, men har også store estetiske og psykologiske konsekvenser for pasienten og familien.

Ved ortognatkirurgi behandles skjelettavvik i kjeven. Enten det dreier seg om en fremspringende eller tilbaketrukket kjeve eller ansiktsasymmetri, tar operasjonene sikte på å justere benstrukturene for å forbedre tygging, pust, tale og selvfølgelig pasientens utseende.

Traumer, enten de er forårsaket av trafikkulykker, fall, vold eller sportsaktiviteter, kan føre til brudd på ansiktsbeina eller skader på bløtvevet. I slike situasjoner er det avgjørende at en kjeve- og ansiktskirurg griper inn for å reparere, justere og gjenopprette det berørte området til sin naturlige tilstand.

Onkologi har også sin plass på dette feltet. Svulster, enten de er godartede eller ondartede, kan oppstå i munnhulen, spyttkjertlene eller andre deler av ansiktet og halsen. Det er viktig å fjerne dem, noen ganger etterfulgt av rekonstruktiv kirurgi, for å redde liv og samtidig bevare funksjon og estetikk så langt det er mulig.

Teknologiske fremskritt har også ført til at kosmetisk ansiktskirurgi har vokst frem, med inngrep som spenner fra neseplastikk og øyelokkskirurgi til ansiktsløft og injeksjoner. Men mangfoldet stopper ikke der. Tenk bare på spyttkjertelkirurgi, fjerning av cyster og godartede svulster eller behandling av tilstander som søvnapné.

Kjeve- og ansiktskirurgi, med sitt enorme omfang, befinner seg i skjæringspunktet mellom kunst og vitenskap. Den kombinerer en inngående forståelse av anatomi og fysiologi med en sterk estetisk sans, alt for å oppnå helbredelse, velvære og gjenopprettet selvtillit hos pasienten.

Teknologisk utvikling og dens innvirkning på spesialiteten

På det medisinske området har teknologiske fremskritt alltid spilt en avgjørende rolle og banet vei for mer nøyaktige diagnoser, mer effektive behandlinger og bedre livskvalitet for pasientene. Spesialiteten kjeve- og ansiktskirurgi er intet unntak fra denne regelen og har hatt stor nytte av disse fremskrittene.

Digital radiologi har for eksempel revolusjonert måten kirurger ser munn- og ansiktsanatomien på. 3D-avbildning, som for eksempel cone-beam computertomografi (CBCT), gir et detaljert bilde av bein- og vevsstrukturer, noe som muliggjør presis kirurgisk planlegging og minimerer risikoen.

3D-modellering er en annen innovasjon som har tatt kjeve- og ansiktskirurgien med storm. Takket være 3D-printing kan kirurgene lage fysiske modeller av pasientens ansiktsstrukturer, slik at de kan øve på og planlegge inngrepene før de går inn i operasjonssalen. Dette er spesielt nyttig ved komplekse eller rekonstruktive inngrep.

Telemedisin har også satt sine spor. Med muligheten til å konsultere på avstand kan kjeve- og ansiktskirurger tilby sin ekspertise til pasienter i fjerntliggende eller utilgjengelige områder, og dermed bryte ned geografiske barrierer.

De **kirurgiske instrumentene** har også utviklet seg. Miniatyriserte og robotiserte instrumenter muliggjør nå mindre invasive operasjoner, med mindre snitt, kortere rekonvalesenstid og færre postoperative komplikasjoner.

Integreringen av kunstig intelligens representerer en annen revolusjon. Med sofistikerte algoritmer som kan analysere røntgenbilder, forutsi potensielle komplikasjoner og til og med veilede kirurger gjennom visse faser av inngrepet, har kunstig intelligens vist seg å være en verdifull alliert.

Til tross for alle disse fordelene fører den teknologiske utviklingen også med seg utfordringer. Løpende opplæring blir stadig viktigere for å mestre den nye teknologien. I tillegg kan det å ta i bruk disse innovasjonene kreve betydelige økonomiske investeringer, for ikke å snakke om de etiske problemstillingene knyttet til for eksempel telemedisin eller kunstig intelligens.

Den teknologiske utviklingen har utvilsomt omformet kjeve- og ansiktskirurgien og ført den inn i en æra av effektivitet, presisjon og nesten ubegrensede muligheter. Men i likhet med alle andre fremskritt må også denne utviklingen håndteres med varsomhet, og man må alltid balansere entusiasmen for det nye med en urokkelig respekt for pasientens sikkerhet og velvære.

Kapittel 2

SYKEPLEIERENS VIKTIGE ROLLE

Betydningen av forholdet sykepleier-pasient

I den store verden av helsetjenester er forholdet mellom sykepleier og pasient ofte det sentrale omdreiningspunktet for en vellykket behandlingsopplevelse. I kjeve- og ansiktskirurgi, en spesialitet som berører en av de mest synlige og uttrykksfulle sidene ved vår identitet, får dette forholdet en enda viktigere dimensjon.

Tenk deg en pasient som nettopp har gjennomgått en operasjon for å korrigere en ansiktsdeformitet eller fjerne en svulst. Følelsene er intense: Det kan være frykt, engstelse for hvordan operasjonen vil se ut etterpå, bekymring for smerter eller komplikasjoner. I disse sårbare øyeblikkene blir sykepleieren ofte det første kontaktpunktet, den personen pasienten henvender seg til for å få trøst, svar og beroligelse.

Tillit er kjernen i denne relasjonen. En dyktig og empatisk sykepleier kan skape en følelse av trygghet og forsikre pasienten om at han eller hun er i gode hender. Denne tilliten letter kommunikasjonen og oppmuntrer pasienten til å stille spørsmål, uttrykke bekymringer og følge råd og instruksjoner etter operasjonen.

Opplæring er et annet viktig aspekt. Sykepleiere spiller en nøkkelrolle når det gjelder å informere pasientene om postoperativ behandling, medisinering, tegn på infeksjon eller andre komplikasjoner og rekonvalesensfaser. En god forståelse av disse elementene kan ikke bare forbedre de kliniske resultatene, men også redusere pasientens angst.

Kjeve- og ansiktskirurgi, som berører ansiktet, kan ha store **psykologiske konsekvenser.** Sykepleiere er ofte bedre i stand til å oppdage tegn på emosjonelle problemer, depresjon eller angst på grunn av sin nærhet til og kontinuerlige interaksjon med pasientene. Ved å gjenkjenne disse tegnene kan sykepleierne legge til rette for tidlig

intervensjon, enten i form av psykologisk støtte, terapi eller andre ressurser.
Til slutt må vi ikke undervurdere betydningen av **menneskelig trygghet**. Et vennlig ord, et oppmerksomt øre eller rett og slett et beroligende nærvær kan gjøre underverker for pasientens følelsesmessige velvære. I en spesialitet der utseende, identitet og funksjon går hånd i hånd, blir disse menneskelige gestene ekstra viktige.

Forholdet mellom sykepleier og pasient innen kjeve- og ansiktskirurgi begrenser seg ikke bare til administrasjon av pleie. Det er en allianse, et samarbeid basert på tillit, opplæring, forståelse og empati, som ikke bare skal sikre pasientens fysiske, men også følelsesmessige og psykiske velvære. Det er denne relasjonen som ofte utgjør forskjellen mellom upersonlig behandling og helhetlig helbredelse.

Sykepleieren som midtpunkt omsorgskoordinering

Når du trer inn i den medisinske labyrinten, oppdager du raskt at behandlingsprosessen kan sammenlignes med en kompleks symfoni. Hvert enkelt helsepersonell spiller en unik rolle som er avgjørende for helheten. I hjertet av denne melodien står sykepleieren, som ofte sammenlignes med en stille, men effektiv dirigent som koordinerer pleien med enestående fingerferdighet.

De komplekse inngrepene og behandlingene innen kjeve- og ansiktskirurgi krever et tett samarbeid mellom ulike spesialister: kirurger, anestesileger, radiologer, fysioterapeuter, ernæringsfysiologer og noen ganger også psykologer. Det er her sykepleieren kommer inn i bildet, ikke bare som pleiepersonale, men også som en sentral kommunikator som knytter alle medlemmene i teamet sammen og sørger for at hvert trinn i behandlingen blir gjennomført med presisjon.

I den preoperative fasen er det ofte sykepleieren som går i bresjen, tar opp pasientens sykehistorie, forbereder pasienten på operasjonen og formidler relevant informasjon til operasjonsteamet. Senere, når pasienten våkner, i den følsomme postoperative fasen, overvåker sykepleieren vitale tegn, håndterer smerter og sørger for at pasienten kommer seg som forventet, samtidig som hun holder annet helsepersonell informert om fremgang og eventuelle komplikasjoner.

Men pleiekoordineringen stopper ikke der. Sykepleiere spiller også en viktig rolle i opplæringen av pasienter og pårørende. De lærer dem om hjemmepleie, hvilke faresignaler de skal være oppmerksomme på, og veileder dem gjennom rekonvalesensprosessen. Sykepleierens opplæringsrolle styrker forbindelsen mellom pasienten og det medisinske teamet og sikrer kontinuitet i pleien også etter utskrivelsen fra sykehuset.

Sykepleiere er også utrettelige talsmenn for pasientenes behov og rettigheter. Ved å sørge for at hver enkelt pasient får omsorg som er skreddersydd for deres individuelle behov, lytte til dem og videreformidle deres bekymringer til det medisinske teamet, sikrer sykepleierne at pasientens stemme alltid blir hørt og respektert.

I kjeve- og ansiktskirurgi, som på andre medisinske områder, kan ikke pleiekoordineringen bli virkelig effektiv uten sykepleierens sentrale rolle. Sykepleiernes ekspertise, medfølelse og evne til å kommunisere med hele det medisinske teamet gjør dem til et viktig ledd i behandlingskjeden, og sikrer en harmonisk, pasientsentrert behandling.

Spesifikke ferdigheter
Kjeve- og ansiktskirurgi

Kjeve- og ansiktskirurgi, med sine delikate prosedyrer og ofte dyptgripende konsekvenser for pasientenes identitet og funksjon, krever spesifikke ferdigheter hos sykepleierne som jobber med dette. Disse ferdighetene er ikke begrenset til mestring av pleieteknikker, men omfatter også en rekke kunnskaper, mellommenneskelige ferdigheter og evner som er spesifikke for spesialiteten.

For det første er **anatomisk og fysiologisk kunnskap** om ansiktet og kjeven avgjørende. Ved å forstå kompleksiteten i ansiktets bein-, muskel-, kar- og nervestrukturer kan sykepleieren forutse pasientens behov, vurdere tilstanden nøyaktig og forebygge mulige komplikasjoner.

I tillegg er det avgjørende å **beherske postoperative teknikker som er spesifikke** for kjeve- og ansiktskirurgi. Dette omfatter blant annet overvåking av luftveiene, håndtering av dren og bandasjer og gjenkjenning av tegn på infeksjon eller andre komplikasjoner som er vanlige i denne spesialiteten.

Sykepleiere innen kjeve- og ansiktskirurgi må også utvikle en **økt psykologisk sensitivitet**. Ansiktsoperasjoner kan ha en dyptgripende følelsesmessig innvirkning på pasienten, knyttet til spørsmål om identitet, estetikk og selvoppfatning. Å være en god lytter, vise empati og berolige pasienten er uvurderlige ferdigheter i denne sammenhengen.

Tverrprofesjonell kommunikasjon er en annen viktig ferdighet. Sykepleieren er ofte bindeleddet mellom pasienten og det kirurgiske teamet, og oversetter pasientens bekymringer og behov samtidig som hun videreformidler medisinske direktiver. Denne evnen til å navigere mellom pasienten og de ulike involverte spesialistene er avgjørende for å sikre kontinuitet og kvalitet i behandlingen.

I tillegg er pedagogiske ferdigheter spesielt viktig. Å lære pasienter om hjemmepleie, medisinering, rehabiliteringsøvelser eller til og med passende dietter krever egnede undervisningsmetoder og urokkelig tålmodighet.

Med den konstante utviklingen av kirurgiske teknikker og medisinsk teknologi må sykepleiere ha **evnen til å tilpasse seg** og et ønske om kontinuerlig læring. Å holde seg oppdatert på de siste fremskrittene, delta på regelmessige kurs og utveksle ideer med kolleger er alle viktige skritt for å holde seg i forkant av utviklingen innen spesialiteten din.

Kjeve- og ansiktskirurgiens unike natur og vidtrekkende konsekvenser krever at sykepleierne kombinerer tekniske, mellommenneskelige og pedagogiske ferdigheter. Disse ferdighetene, kombinert med lidenskap og engasjement, sikrer optimal, pasientsentrert omsorg, noe som gjenspeiler selve kjernen i sykepleieryrket.

Kapittel 3

DEN DAGLIGE AVISEN PÅ KJEVE- OG ANSIKTSAVDELINGEN

Pasientens ankomst: fra velkomsten preoperativ forberedelse

Når en pasient kommer til kjeve- og ansiktskirurgi, er det ofte med en blanding av forventning, angst og håp. Den preoperative perioden er avgjørende, siden den legger grunnlaget for en vellykket operasjon og optimal rekonvalesens. Den krever derfor spesiell oppmerksomhet fra det medisinske teamet, og sykepleieren spiller en nøkkelrolle i alle faser.

En varm velkomst fra første stund er helt avgjørende. Et varmt smil, oppmerksom lytting og et beroligende nærvær kan raskt lindre bekymringene til en nervøs pasient. Sykepleieren tar seg deretter tid til å sjekke de viktigste opplysningene: pasientens identitet, hvilken type operasjon som er planlagt, sykehistorie, nåværende medisinering og selvfølgelig til å svare på eventuelle spørsmål.

Deretter begynner **vurderingsfasen. Det er nå** sykepleieren gjennomfører en fullstendig klinisk vurdering. Denne vurderingen omfatter vitale målinger, gjennomgang av systemer og ikke minst en nøye vurdering av ansiktsområdet. Eventuelle avvik, smerter eller særegenheter må noteres og kommuniseres til operasjonsteamet.

Etter vurderingen begynner **selve forberedelsene** til operasjonen. Dette kan omfatte plassering av en perifer venekanyle, administrering av preoperativ medisinering eller påføring av antiseptiske løsninger på området som skal opereres. Under hele denne forberedelsen er sykepleieren nøye med å informere pasienten om hva som skal skje, og berolige og klargjøre prosedyrene for å minimere angsten.

Det pedagogiske aspektet er også viktig på dette stadiet. Sykepleieren tar seg tid til å forklare hvordan operasjonen skal gjennomføres, den planlagte postoperative behandlingen og eventuelle tegn eller symptomer som kan kreve umiddelbar medisinsk behandling etter operasjonen. Denne opplæringsfasen er en mulighet for pasienten til å stille spørsmål, uttrykke bekymringer og føle seg involvert i sin egen behandling.

De preoperative forberedelsene er også det ideelle tidspunktet for å ta opp de **emosjonelle og psykologiske aspektene** ved operasjonen. Siden kjeve- og ansiktsoperasjoner påvirker ansiktet, kan de gi opphav til bekymringer om estetikk og identitet. Ved å snakke åpent om frykt, håp og forventninger kan sykepleieren hjelpe pasienten til å nærme seg operasjonen med et balansert og positivt syn.

Fra den første velkomsten til de preoperative forberedelsene er hver fase avgjørende for å etablere et klima preget av tillit, informasjon og omsorg. Gjennom sin nærhet og ekspertise spiller sykepleieren en avgjørende rolle for å sikre at pasienten møter operasjonen rolig, velinformert og godt forberedt.

Støtte under operasjonen

Operasjonsøyeblikket representerer høydepunktet på en reise som ofte er preget av forventning og angst for pasienten. Selv om sykepleierne vanligvis ikke er hovedaktørene i denne fasen, er deres rolle som støttepersonell avgjørende for å sikre pasientens velvære og en smidig gjennomføring av inngrepet.

Før pasienten går inn på operasjonsstuen, foretar sykepleieren en **siste kontroll av** de viktigste opplysningene. Dette inkluderer bekreftelse av pasientens identitet, det planlagte inngrepet og alle signerte samtykkeerklæringer. Dette trinnet forsikrer pasienten om at alle detaljer er tatt i betraktning og at han eller hun er i gode hender.

På operasjonsstuen hjelper sykepleieren til med å **plassere pasienten** trygt og komfortabelt. Overvåkingsutstyret settes opp: elektrokardiogram, blodtrykksmåling, pulsoksymetri osv. Sykepleieren sørger for at pasienten er godt tildekket og beskyttet, og at hans eller hennes verdighet til enhver tid respekteres.

Under hele operasjonen arbeider operasjonssykepleieren, ofte kalt **"instrumentsykepleieren"**, tett sammen med kirurgen. De forbereder og leverer de nødvendige instrumentene, forutser behovene til operasjonsteamet og garanterer steriliteten i operasjonsområdet. Den inngående kunnskapen de har om kjeve- og ansiktskirurgiske inngrep gjør dem i stand til å handle raskt og presist.

Ved siden av instrumentsykepleieren beveger **sirkulasjonssykepleieren seg** fritt rundt på operasjonsstuen. Hans rolle er å sørge for at teamet har alt nødvendig utstyr, kommunisere med omverdenen ved behov og overvåke miljøet for å garantere pasientsikkerheten.

Selv om det ikke er noen direkte verbal kommunikasjon med den bedøvede pasienten, er sykepleierens **betryggende tilstedeværelse til å ta og** føle på. Hver eneste handling og hver eneste kontroll utføres med pasientens velbefinnende i tankene, slik at de føler seg vel og trygge.

Når operasjonen nærmer seg slutten, forbereder sykepleieren overføringen av **pasienten** til oppvåkningsrommet. De forsikrer seg om at pasienten er stabil, at alle dren, katetre og overvåkningsutstyr er på plass, og at overgangen til den postoperative fasen blir sømløs.

Under en kjeve- og ansiktskirurgisk operasjon er sykepleieren en sentral brikke. Selv om sykepleierens rolle er mindre synlig for den sovende pasienten, er den avgjørende for at inngrepet skal være sikkert, effektivt og vellykket. Sykepleiernes ekspertise, årvåkenhet og engasjement sikrer at pasienten til enhver tid blir fulgt og beskyttet, selv i stillheten og konsentrasjonen på operasjonssalen.

Postoperativ behandling

Den postoperative perioden er like følsom som selve operasjonen. For pasienten er det en tid preget av sårbarhet, ubehag og noen ganger smerte. For sykepleieren er det en tid med overvåking, lytting og støtte for å sikre en sunn og rask rekonvalesens.

Så snart operasjonen er over, begynner **overgangen** til oppvåkningsrommet. Pasienten forflyttes forsiktig, og det sørges for å opprettholde hemodynamisk stabilitet. Sykepleieren på oppvåkningsrommet tar over, vurderer vitale tegn, overvåker tegn på bedring og etablerer en betryggende første kontakt med pasienten.

Når pasienten er våken, er **smertebehandling** en av de viktigste oppgavene. Ved regelmessig å vurdere smerteintensiteten ved hjelp av egnede skalaer, administrerer sykepleieren de smertestillende legemidlene som er foreskrevet, justerer dosene om nødvendig og sørger for at medisinen tolereres godt.

Vurdering av det opererte området er også viktig. Sykepleieren sjekker om det er blodansamlinger, infeksjoner eller tegn på postoperative komplikasjoner. Dren, suturer og bandasjer inspiseres og vedlikeholdes regelmessig. Eventuelle endringer registreres og deles med det medisinske teamet.

Funksjonell restitusjon er et annet viktig mål i denne perioden. Sykepleieren oppmuntrer pasienten til å bevege seg, til å gjennomføre fysioterapiøvelser om nødvendig og til å passe på ernæring og væske, spesielt etter operasjoner som kan påvirke evnen til å spise og drikke normalt.

Kommunikasjon med pasienten og familien er avgjørende. Sykepleieren tar seg tid til å forklare pleien som gis, hvilke følelser pasienten kan ha, og forsikrer dem om at rekonvalesensen går som normalt. Det tas hensyn til pasientens frykt, spørsmål og behov, noe som skaper et klima preget av tillit og samarbeid.

Før utskrivning gis det **terapeutisk opplæring**. Sykepleieren gir informasjon om pleie i hjemmet, hvilke mediciner som skal tas, hvilke faresignaler man skal være oppmerksom på og hvordan man kan gjenoppta daglige aktiviteter. Brosjyrer eller informasjonsark kan gis til pasientene som referanse.

Til slutt er det noen ganger nødvendig å **koordinere** med annet helsepersonell (fysioterapeut, ernæringsfysiolog, psykolog) for å sikre en helhetlig behandling som integrerer alle aspekter av pasientens velvære.

Den postoperative perioden etter en kjeve- og ansiktskirurgisk operasjon er derfor preget av intens omsorg, støtte og ekspertise. Sykepleierens helhetlige tilnærming sikrer ikke bare fysisk helbredelse, men også pasientens emosjonelle og psykologiske velvære, noe som garanterer en fullstendig og rolig rekonvalesens.

Kapittel 4

TEKNIKKER OG SPESIFIKKE PROTOKOLLER

Aseptiske prosedyrer og sterilisering

Kjeve- og ansiktskirurgi, som alle andre kirurgiske spesialiteter, krever et sterilt miljø for å forhindre postoperative infeksjoner og garantere pasientsikkerheten. Asepsis- og steriliseringsprosedyrer er derfor kjernen i denne disiplinen, og utgjør grunnlaget for at hver operasjon skal bli vellykket.

Asepsis er først og fremst en filosofi. Det handler om å forhindre kontaminering av sykdomsfremkallende mikroorganismer. Det starter lenge før pasienten kommer inn på operasjonsstuen:

Rengjøring og desinfeksjon av lokaler: Operasjonsstuen, oppvåkningsrommet og tilstøtende områder må rengjøres grundig med egnede produkter. Gulv, overflater og utstyr desinfiseres nøye.

Forberedelse av pasienten: Før operasjonen dusjes pasienten med en antiseptisk såpe. Deretter barberes operasjonsområdet om nødvendig, og det rengjøres og desinfiseres med en egnet antiseptisk løsning.

Påkledning av det medisinske teamet: Kirurgen, sykepleieren og alt annet involvert personale må bruke sterile plagg: hette, maske, frakk og hansker. Påkledningen må følge en nøyaktig prosedyre for å unngå kontaminering.

Sterilisering omfatter instrumenter og utstyr som kommer i direkte kontakt med pasienten:

Rengjøring av instrumenter : Etter bruk rengjøres instrumentene for å fjerne eventuelle rester av blod, vev eller andre stoffer. Dette kan gjøres manuelt eller ved hjelp av spesialiserte maskiner.

Desinfeksjon: Instrumentene desinfiseres deretter, ofte ved hjelp av ultralydbad for å eliminere eventuelle mikroorganismer.

Sterilisering: Instrumentene plasseres i autoklaver, maskiner som bruker damp under trykk for å drepe alle former for mikrobielt liv. Steriliseringen valideres ved hjelp av biologiske og kjemiske indikatorer.

Oppbevaring: Når instrumentene er sterilisert, oppbevares de i steril emballasje på tørre, rene steder som ikke utsettes for direkte lys. Bruken registreres og utløpsdatoen overvåkes.

Sykepleiere, spesielt på operasjonsstuer, er ofte ansvarlige for å administrere og sikre at aseptikk- og steriliseringsprosedyrer overholdes. Deres inngående kunnskaper, oppmerksomhet på detaljer og engasjement for pasientsikkerhet gjør dem til viktige aktører i forebyggingen av nosokomiale infeksjoner.

Innenfor kjeve- og ansiktskirurgi, der operasjonene omfatter følsomme områder som ansiktet, og noen ganger i nærheten av naturlige åpninger som munnen eller bihulene, er asepsis og sterilisering svært viktig. Disse prosedyrene sikrer ikke bare vellykkede operasjoner, men opprettholder også pasientens tillit til det medisinske teamet.

Pleie av sår og dren

Ved kjeve- og ansiktskirurgi, som omfatter operasjoner på viktige strukturer i ansiktet og kjeven, må man være spesielt oppmerksom på sår og dren etter operasjonen. Dette er ikke bare viktig for å sikre god tilheling, men også for å unngå komplikasjoner som infeksjoner eller hematomer.

Sårpleie :
   Første vurdering: Etter operasjonen undersøker sykepleieren såret for å se etter tegn på infeksjon,

overdreven blødning eller suturproblemer. Denne første vurderingen gir et utgangspunkt for den videre behandlingen.

Rengjøring: Det er viktig å holde såret rent for å forebygge infeksjoner. Såret kan rengjøres forsiktig med en saltvannsløsning eller et mildt antiseptisk middel, men unngå å gni området.

Forbindinger: Sterile bandasjer brukes for å beskytte såret mot forurensning og for å absorbere sårvæske. Sykepleieren sørger for at bandasjene skiftes så ofte som nødvendig, i samsvar med kirurgens anbefalinger.

Overvåking: Såret vurderes regelmessig for å sikre at det gror som det skal. Eventuelle tegn på infeksjon (rødhet, varme, smerte, puss) eller problemer med tilhelingen rapporteres umiddelbart.

Vedlikehold av avløp :

Dreneringsfunksjon: Ved kjeve- og ansiktskirurgi brukes ofte dren for å evakuere overflødig væske eller blod som kan samle seg i det opererte området. Dette bidrar til å redusere risikoen for hematom og infeksjon.

Flowmonitorering: Sykepleieren måler og registrerer regelmessig mengden og typen væske som dreneres. Plutselige variasjoner kan indikere et problem.

Stell av innstikkstedet: På samme måte som ved sår rengjøres og beskyttes innstikkstedet med en steril bandasje. Det overvåkes også for eventuelle tegn på infeksjon eller irritasjon.

Fjerning av drenet: Drenet fjernes etter ordre fra kirurgen, vanligvis når det drenerte volumet faller under en viss grense. Sykepleieren sørger for at denne prosedyren er så skånsom som mulig for pasienten, og tar seg av området etter at drenet er fjernet.

Sykepleiere innen kjeve- og ansiktskirurgi spiller en sentral rolle i behandlingen av sår og dren. Takket være sin ekspertise, observasjonsevne og omhu sørger de for optimal tilheling for pasienten, samtidig som de forebygger postoperative komplikasjoner. Dette ansvaret krever ikke bare tekniske ferdigheter, men også evnen til å berolige og veilede pasientene gjennom alle faser av rekonvalesensen.

Smertebehandling og potensielle komplikasjoner

Kjeve- og ansiktskirurgi, som involverer følsomme og viktige områder i ansiktet og kjeven, fører ofte til postoperative smerter. I tillegg til smerte er det andre potensielle komplikasjoner som krever spesifikk behandling. Sykepleieren står i spissen for håndteringen av disse aspektene og sørger for pasientens velvære og optimale rekonvalesens.

Smertebehandling :
Vurdering: Sykepleieren vurderer regelmessig pasientens smerter ved hjelp av selvvurderings- eller observasjonsskalaer, avhengig av pasientens evne til å kommunisere.
Administrering av smertestillende midler: Avhengig av smertevurderingen og medisinske resepter, administrerer sykepleieren smertestillende midler. Det kan være alt fra enkle smertestillende midler til opioider ved sterkere smerter.
Ikke-medikamentell behandling: Avhengig av situasjonen kan sykepleieren også foreslå avslapningsteknikker, massasje eller andre tiltak for å lindre smerten.
Pasientopplæring: Sykepleieren informerer pasienten om forventet smerte, hvordan den skal håndteres og

viktigheten av å rapportere om eventuelle variasjoner eller økning i smerte.

Potensielle komplikasjoner :

Hematomer og blødninger: Spesiell oppmerksomhet rettes mot tidlig oppdagelse av hematomer eller overdreven blødning. Eventuelle endringer rapporteres og nødvendige tiltak iverksettes.

Infeksjoner: Til tross for strenge aseptiske tiltak er det alltid en risiko for postoperativ infeksjon. Sykepleieren vil være oppmerksom på tegn på infeksjon, for eksempel rødhet, varme, hevelse, smerte eller pussdannelse.

Føleproblemer: Prosedyrer i ansiktet kan føre til midlertidige eller permanente føleproblemer. Sykepleieren vurderer regelmessig pasientens følsomhet og hjelper ham/henne med å håndtere disse problemene.

Pustevansker: Noen operasjoner, spesielt i nærheten av luftveiene, kan føre til obstruksjoner eller pustevansker. Sykepleieren er årvåken og har det nødvendige utstyret for å kunne gripe inn raskt om nødvendig.

Estetiske og psykologiske problemer: Kjeve- og ansiktskirurgi kan påvirke pasientens utseende. Sykepleieren hjelper pasienten med å akseptere sitt nye utseende og henviser til spesialister ved behov.

Håndtering av smerter og komplikasjoner ved kjeve- og ansiktskirurgi krever en kombinasjon av kliniske ferdigheter, kommunikasjon og empati. Sykepleierens sentrale rolle er å sørge for pasientens komfort og sikkerhet, gjøre den postoperative opplevelsen så skånsom som mulig og legge til rette for full restitusjon.

Kapittel 5

FØLELSESMESSIG E UTFORDRINGER OG PSYKOLOGISK

Forstå og håndtere pasientens angst

Når det gjelder kjeve- og ansiktskirurgi, er en operasjon på en så synlig og følsom del av kroppen som ansiktet og kjeven en kilde til engstelse for mange pasienter. Denne angsten, som noen ganger er dypt forankret, kan forsterkes av frykt for det ukjente, bekymring for smerte eller estetiske resultater. For sykepleiere er det viktig å forstå denne angsten, siden den spiller en avgjørende rolle i forberedelsene til operasjonen og i rekonvalesensen etter operasjonen.

Angst er ikke bare en følelsesmessig reaksjon, den påvirker også kroppen. Det kan gi seg utslag i økt hjertefrekvens, overdreven svetting, skjelving eller en følelse av anspenthet. Det er derfor viktig at sykepleiere er i stand til å gjenkjenne disse symptomene og tilpasse sin tilnærming deretter.

Å etablere et tillitsforhold mellom sykepleieren og pasienten er det første viktige skrittet i håndteringen av angst. Aktiv lytting, en beroligende tone og en empatisk holdning bidrar til å etablere denne tilliten. I tillegg kan man redusere angsten betraktelig ved å gi pasienten rom til å uttrykke sin frykt og bekymring, samtidig som man gir tydelig og ærlig informasjon om hva han eller hun kan forvente.
Å forberede pasienten spiller også en viktig rolle. Ved å forklare trinnene i operasjonen, følelsene de kan oppleve og helingsprosessen, gir sykepleierne pasientene verktøy til å forutse og forstå hva som skjer, og reduserer dermed frykten for det ukjente.

Men håndtering av angst stopper ikke ved kommunikasjon. Avslappingsteknikker som dyp pusting, veiledet meditasjon eller terapeutisk musikk kan også bidra til å berolige pasienten før og etter operasjonen.

Til slutt er det viktig å forstå at hver pasient er unik. Mens noen finner trøst i kunnskap, kan andre trenge avledning eller enkle oppmuntrende ord. Sykepleierens sentrale rolle i pasientens behandlingsforløp gir dem mulighet til og ansvar for å tilpasse tilnærmingen til hver enkelt pasients individuelle behov, noe som sikrer en roligere opplevelse og fremmer optimal helbredelse.

Sykepleierens motstandsdyktighet håndtering av vanskelige saker

Å jobbe innen det medisinske feltet, og mer spesifikt innen kjeve- og ansiktskirurgi, utsetter sykepleiere for en rekke utfordringer. Enten det dreier seg om pasienter med komplekse sykdommer, uventede komplikasjoner eller emosjonelt krevende situasjoner, blir sykepleierens evne til å komme seg tilbake og holde ut satt på prøve. Denne motstandsdyktigheten er langt fra medfødt, men utvikles og kultiveres gjennom hele karrieren.

Vanskelige tilfeller innen kjeve- og ansiktskirurgi kan gi opphav til en rekke følelser: sorg når man står overfor en ung pasient som har vært utsatt for en ulykke, frustrasjon når operasjonen ikke gir de forventede resultatene, eller stress når man står overfor en medisinsk nødsituasjon. Hvis disse følelsene ikke blir håndtert, kan de føre til utbrenthet, løsrivelse eller til og med medisinske feil. Motstandsdyktighet blir da en viktig ferdighet for å opprettholde sykepleiernes personlige velvære og samtidig sikre pasientbehandling av høy kvalitet.

Et av de første trinnene i utviklingen av denne motstandskraften er bevissthet og aksept. Vi må akseptere at vi ikke alltid kan kontrollere alt, at hver pasient er unik, og at det til tross for all vår dyktighet og hengivenhet kan oppstå uønskede utfall. Denne bevisstheten gjør det lettere å unngå selvbebreidelser.

Løpende opplæring og utveksling med kolleger spiller også en avgjørende rolle. Ved å lære nye teknikker, utveksle erfaringer og få råd fra kolleger styrker sykepleierne sin evne til å håndtere komplekse situasjoner. Gjensidig støtte og solidaritet i et team kan redusere de følelsesmessige konsekvensene av vanskelige tilfeller.

En annen viktig strategi er å utvikle evnen til å ta vare på seg selv. Dette kan omfatte avslapningsteknikker som meditasjon eller aktiviteter som gir deg trøst, enten det er sport, kunst eller fritidsaktiviteter. Hvis du tar deg tid til deg selv, borte fra sykehusmiljøet, kan det hjelpe deg med å lade batteriene og gjenvinne følelsesmessig balanse.

Endelig kan det for noen sykepleiere være nyttig å få veiledning eller psykologisk støtte, slik at de får et trygt rom der de kan uttrykke og bearbeide følelser knyttet til praksis.

Motstandsdyktighet er ikke bare evnen til å overvinne prøvelser, det er også evnen til å vokse gjennom dem. For sykepleiere innen kjeve- og ansiktskirurgi er det ikke bare viktig å utvikle denne egenskapen for å sikre optimal pasientbehandling, selv i de mest komplekse tilfellene, men også for å bevare trivselen og lidenskapen for dette krevende og svært givende yrket.

Betydningen av teamstøtte og debriefing

I den hektiske hverdagen på en avdeling for kjeve- og ansiktskirurgi kan man ikke undervurdere betydningen av teamarbeid. Medisinsk behandling er ikke en enkeltpersons arbeid, men det koordinerte resultatet av en gruppe eksperter som slår sammen sine ferdigheter og kunnskaper. Teamstøtte og debriefing er to viktige elementer som styrker dette samholdet og garanterer kvaliteten på behandlingen.

Teamstøtte :
Kjeve- og ansiktskirurgiske inngrep kan være lange, vanskelige og stressende. I disse øyeblikkene er den gjensidige avhengigheten mellom teammedlemmene til å ta og føle på. Kirurgen er avhengig av instrumentalisten, som igjen er avhengig av operasjonsassistenten, som igjen er avhengig av sykepleieren på oppvåkningsrommet. Denne kjeden av gjensidig avhengighet danner et solid og betryggende nettverk for pasienten.
Teamstøtte er mer enn bare teknisk assistanse. Det handler også om emosjonell støtte. Når du står overfor utfordrende situasjoner eller vanskelige beslutninger, er det uvurderlig å vite at du kan stole på en kollegas skulder eller ekspertise. Denne følelsen av kameratskap og solidaritet reduserer ikke bare stress, men styrker også tilhørigheten og motivasjonen i teamet.

Debriefing:
Etter et inngrep, spesielt hvis det har vært spesielt komplisert eller hvis det har oppstått komplikasjoner, er det viktig å ta seg tid til å analysere hva som har skjedd. Det er her debriefingen kommer inn i bildet.
Debriefing er ikke bare et verktøy for å identifisere mulige feil eller forbedringer. Det er først og fremst et forum der hvert enkelt teammedlem kan uttrykke sine følelser, bekymringer og forslag. Det gir mulighet til felles refleksjon, oppmuntrer til gjensidig læring og styrker båndene i teamet.

Debriefing har også en emosjonell dimensjon. Den gir mulighet til å uttrykke følelser som ellers ville blitt holdt tilbake, for eksempel frustrasjon, tristhet eller uforståelse. Ved å dele disse følelsene finner teamet ofte en form for forsoning og løsning, slik at man unngår at spenningen bygger seg opp.

I kjeve- og ansiktskirurgi, der mye står på spill både teknisk og menneskelig, kan man ikke overse betydningen av teamstøtte og debriefing. Disse elementene bidrar ikke bare til en effektiv og sikker behandling, men også til trivselen til fagfolkene som dag etter dag jobber for pasientenes helse og helbredelse.

Kapittel 6

SAMARBEID MED DET KIRURGISKE TEAMET

Dynamikken i driftsteamet

Operasjonsteamet er den viktigste drivkraften bak enhver vellykket kjeve- og ansiktskirurgisk operasjon. Som et sveitsisk ur må hver enkelt komponent fungere i harmoni for å sikre effektivitet, sikkerhet og kvalitet. Dynamikken i dette teamet formes av mellommenneskelige relasjoner, tekniske ferdigheter og veldefinerte roller, som alle er orkestrert med presisjon.

Sammensetningen av teamet :
Operasjonsteamet ved kjeve- og ansiktskirurgi består ofte av kjeve- og ansiktskirurgen, operasjonsassistenten, operasjonssykepleieren (IBODE), anestesilegen og steriliseringsteknikeren. Hvert medlem har en spesifikk funksjon, men alle må jobbe i symbiose.

Kommunikasjon :
Nøkkelen til et effektivt operasjonsteam er flytende og tydelig kommunikasjon. Under en operasjon, der hvert sekund teller, er det avgjørende at instruksjoner, forespørsler og observasjoner overføres raskt og entydig. En kirurg kan be om et bestemt instrument fra IBODE, som må forutse dette behovet. Anestesilegen må hele tiden informere kirurgen om pasientens tilstand. Denne kommunikasjonen skjer ofte med ord, men også med gester, blikk og en gjensidig forståelse som utvikles gjennom erfaring.

Gjensidig tillit :
Tillit er grunnleggende for teamdynamikken. Kirurgen må stole på at assistenten følger hans bevegelser og forutser hans behov. IBODE må stole på at kollegene opprettholder et sterilt miljø. Anestesilegen må stole på at resten av teamet rapporterer eventuelle endringer i pasientens tilstand. Denne tilliten bygges opp over tid, med trening, konsekvens og repetisjon.

Utfordringer og konfliktløsning :
Som i alle team kan det oppstå spenninger. Uenighet om teknikk, feil, misforståelser eller rett og slett presset i operasjonsmiljøet kan føre til gnisninger. Nøkkelen er å løse disse konfliktene raskt og profesjonelt, med pasientens ve og vel i sentrum. Regelmessige debriefinger og teamtreninger kan bidra til å forutse og håndtere slike situasjoner.

Løpende opplæring og utvikling :
Kjeve- og ansiktskirurgi er et felt i stadig utvikling. Nye teknikker, instrumenter og teknologier dukker opp med jevne mellomrom. Operasjonsteamet må være proaktive i sin opplæring for å holde seg i forkant av utviklingen. Denne lærelysten styrker også samholdet i teamet, ettersom de utvikler seg og utvikler sin kompetanse sammen.

Dynamikken i et operasjonsteam for kjeve- og ansiktskirurgi er en kompleks dans av ferdigheter, tillit og kommunikasjon. Når teamet fungerer optimalt, sikrer det ikke bare vellykkede operasjoner, men knytter også varige faglige og personlige bånd mellom medlemmene. Disse båndene er det bankende hjertet i enhver kirurgisk avdeling og driver teamet mot fremragende resultater.

Tverrfaglig kommunikasjon

På et sykehus eller en klinikk er tverrfaglig kommunikasjon hjørnesteinen for å sikre pasientsikkerhet og effektiv behandling. Innenfor kjeve- og ansiktskirurgi, der inngrepene kan være vanskelige, komplekse og tverrfaglige, er det avgjørende med tydelig og koordinert kommunikasjon mellom de ulike faggruppene. Denne kommunikasjonen er mer enn bare utveksling av informasjon: Den etablerer et tillitsforhold, gjør det lettere å ta beslutninger og sikrer en smidig koordinering av behandlingen.

Mangfoldet av mennesker vi snakker med:
Kjeve- og ansiktskirurgi involverer ikke bare kirurgen og pasienten. Det involverer også en rekke andre spesialister: anestesileger, radiologer, kjeveortopeder, patologer, sykepleiere, fysioterapeuter og noen ganger til og med psykologer eller sosionomer. Hver av disse fagpersonene bidrar med spesifikk ekspertise, og et harmonisk samarbeid mellom dem er avgjørende for en helhetlig pasientbehandling.

Betydningen av et felles språk :
Med så mange eksperter involvert er det avgjørende å etablere et felles språk for å unngå misforståelser. Medisinsk terminologi kan variere fra spesialitet til spesialitet. Å bli enige om et felles vokabular som alle kan forstå, er det første skrittet mot effektiv tverrfaglig kommunikasjon.

Kommunikasjonsverktøy :
Felles journaler, integrerte IT-systemer og tverrfaglige konsultasjonsmøter (RCP) er alle verktøy som fremmer smidig kommunikasjon. Spesielt RCP-møtene er viktige øyeblikk der alle spesialistene som er involvert i en sak, kommer sammen for å diskutere, utveksle ideer og utarbeide en optimal behandlingsplan.

Håndtering av uenigheter :
Uenighet er uunngåelig i et tverrfaglig miljø. Det avgjørende er imidlertid hvordan de håndteres. Åpen, respektfull og lydhør kommunikasjon kan ofte løse uenigheter og føre til konsensus. Det er viktig å huske at hovedmålet er pasientens ve og vel.
Tverrfaglig kommunikasjonstrening :

Mange institusjoner og yrkesorganisasjoner har innsett hvor viktig denne ferdigheten er, og tilbyr nå spesifikke kurs i tverrprofesjonell kommunikasjon. Disse kursene har som mål å styrke de mellommenneskelige ferdighetene, øke bevisstheten om perspektivene til andre spesialiteter og fremme en kultur preget av samarbeid og gjensidig respekt.

Tverrfaglig kommunikasjon innen kjeve- og ansiktskirurgi er ikke en luksus, men en nødvendighet. Det sikrer at alle pasienter får en helhetlig behandling, der alle ekspertiseområder mobiliseres og koordineres for å gi best mulig behandling. Ved å dyrke denne kommunikasjonskulturen kan helsepersonell ikke bare øke effektiviteten, men også bygge opp pasientenes tillit til teamet som tar seg av dem.

Betydningen av sykelighetsundersøkelser og dødelighet

I den medisinske verden er egenevaluering og kontinuerlig læring avgjørende for å ivareta pasientsikkerheten og kontinuerlig forbedre kvaliteten på behandlingen. Morbiditets- og mortalitetsgjennomganger (MMR) spiller en sentral rolle i denne sammenheng, spesielt innen så følsomme spesialiteter som kjeve- og ansiktskirurgi.

Hva er en RMM?
En gjennomgang av sykelighet og dødelighet er et strukturert møte der helsepersonell går gjennom tilfeller der pasienter har fått komplikasjoner (sykelighet) eller er døde (dødelighet). Målet er ikke å fordele skyld, men å forstå de bakenforliggende årsakene, lære av hendelsene og gjøre forbedringer.

Lære av sine feil :
Selv i de mest kompetente hender er medisin aldri risikofritt. Komplikasjoner kan oppstå av en rekke årsaker, enten det er en uforutsett faktor hos pasienten, en klinisk beslutning eller en systemfeil. Ved å analysere disse tilfellene grundig kan teamene identifisere forbedringsområder, enten det gjelder teknikker, prosedyrer eller kommunikasjon.

Fremme en sikkerhetskultur :
MMR spiller en viktig rolle når det gjelder å fremme en sikkerhetskultur i medisinske institusjoner. Ved å oppmuntre til åpenhet, ærlighet og erfaringsutveksling bidrar de til å avstigmatisere medisinske feil. I stedet for å skjule eller fornekte feil, oppmuntres fagfolk til å undersøke dem på en konstruktiv måte.

Forbedring av prosedyrer og protokoller :
Takket være erfaringene fra MMR kan sykehusene gjennomføre konkrete endringer for å forbedre pasientsikkerheten. Enten det dreier seg om å ta i bruk ny teknologi, endre kirurgiske protokoller eller styrke etterutdanningen, har tiltakene som følger av disse gjennomgangene en direkte innvirkning på kvaliteten på behandlingen.

Styrke samholdet i teamet :
MMR kan også styrke samholdet og samarbeidet i medisinske team. Ved å bringe fagfolk fra ulike fagområder sammen for å diskutere komplekse utfordringer åpent, skaper de et rom for gjensidig tillit og respekt.

Vurderinger av sykelighet og dødelighet er mye mer enn bare en administrativ formalitet. De gjenspeiler en dyp forpliktelse til klinisk kvalitet og pasientsikkerhet. I kjeve- og ansiktskirurgi, der marginene for feil er små og konsekvensene potensielt alvorlige, er deres rolle desto viktigere. De er en bærebjelke i det kontinuerlige forbedringsarbeidet, og sørger for at hvert eneste inngrep og hver eneste beslutning er basert på tidligere erfaringer.

Kapittel 7

ANATOMI OG FYSIOLOGI KJEVE- OG ANSIKTSREGIONEN

Benstrukturer

Utforskning av kjeve- og ansiktskirurgi krever en grundig forståelse av ansiktets anatomi, spesielt de benete strukturene. Disse knoklene danner ansiktets rammeverk, støtter bløtvevet og spiller en avgjørende rolle for funksjoner som tygging, tale og pusting.

1. Pannelappen :
Pannelappen ligger i den øvre delen av ansiktet og danner pannen og den øvre delen av øyehulene. Det spiller en viktig rolle for å beskytte hjernen og for ansiktsuttrykket.

2. Maxillærknokler (overkjeven) :
Dette er de øvre kjevebeina som støtter de øvre tennene og danner den harde ganen. De spiller en viktig rolle for tygging og tale.

3. Underkjevebenet (underkjeven) :
Det er det største beinet i ansiktet, det er bevegelig og artikulert med hodeskallen. Det støtter de nedre tennene og er viktig for å tygge, snakke og åpne/lukke munnen.

4. De zygomatiske knoklene (eller malarknoklene) :
De ligger på hver side av ansiktet, danner kinnbena og er involvert i dannelsen av øyehulen.

5. Nesebenet :
Dette er de små knoklene ved neseroten som bidrar til formen og strukturen i denne delen av ansiktet.

6. Palatinbeina :
De ligger bak kjevebeina og danner den bakre delen av den harde ganen og gulvet i nesehulen.

7. Tårebeina :
Disse små knoklene, som ligger inne i øyehulen, er i kontakt med tårekanalen.

8. Vomerbenet :
Det er et tynt, flatt bein som danner baksiden av neseskilleveggen.

9. Etmoid- og sphenoidbeina :
Disse komplekse knoklene finnes i bunnen av hodeskallen og spiller en viktig rolle i dannelsen av øyehulene og separasjonen av nesehulen fra hjernen.

10. Den nedre nesekjertelen :
Den er ansvarlig for å sirkulere og fukte luften som pustes inn gjennom neseborene.

Kirurgiske implikasjoner :

Kunnskap om benstrukturer er avgjørende for kjeve- og ansiktskirurgen. Enten det gjelder rekonstruksjon etter traumer, korrigering av medfødte misdannelser eller kosmetiske inngrep, har hvert ansiktsben sine egne anatomiske og funksjonelle særtrekk. Kirurgiske teknikker, tilnærminger og prosedyrer varierer avhengig av hvilket ben som er involvert og de tilstøtende strukturene.

Kjeve- og ansiktskirurgi er et svært presist felt som krever omfattende anatomisk ekspertise. Ansiktsbenstrukturene, med sin kompleksitet og innbyrdes sammenheng, er kjernen i denne spesialiteten, og garanterer ansiktets funksjonalitet og estetikk.

Vaskularisering og innervasjon

Kjeve- og ansiktskirurgi, med vekt på restaurering og reparasjon av ansiktsstrukturer, krever inngående kunnskap om vaskularisering og innervasjon i denne regionen. Dette er avgjørende ikke bare for at operasjonene skal lykkes funksjonelt, men også for å minimere komplikasjoner og sikre optimal rekonvalesens.

Vaskularisering :
Blodsirkulasjonen i ansiktet forsynes hovedsakelig av forgreninger av den ytre halspulsåren.

Ansiktsarterie: Denne **arterien** følger en kronglete vei gjennom ansiktet og forsyner lepper, nese og øyelokk.

Arteria maxillaris: Denne dypere arterien forsyner tennene, bihulene, ganen og deler av tyggemuskulaturen med blod.

Arteria temporalis superficialis: Stiger opp mot hodebunnen og forsyner tinningen og fremre del av hodebunnen.

Arteria angularis: Dette er fortsettelsen av arteria facialis og forsyner den laterale delen av nesen og deler av orbita med blodkar.

Venøs retur sikres av vener som følger disse arteriene, og som til slutt drenerer til de indre og ytre halsvenene.

Innervering :
Ansiktet innerveres hovedsakelig av grener av trigeminusnerven (V), som er den femte hjernenerven.

Den oftalmiske grenen (V1): Den innerverer det øvre øyelokket, pannen og den fremre delen av hodebunnen.

Maxillærgrenen (V2): Denne grenen innerverer nedre øyelokk, kinn, nese, overleppe og gane.

Mandibularisgrenen (V3): Ansvarlig for innervasjon av underkjeven, inkludert underleppen, samt visse tyggemuskler.

Andre hjernenerver spiller også en rolle, for eksempel nervus facialis (VII) for ansiktsmuskulaturen og nervus glossopharyngeus (IX) og nervus vagus (X) for de bakre delene av munn og svelg.

Kirurgiske implikasjoner :
Nøyaktig kunnskap om vaskularisering og innervasjon er avgjørende for å unngå komplikasjoner, særlig blødninger og sensoriske eller motoriske utfall. Det gjør det også mulig for kirurgen å utføre kar- og nerveanastomoser under

komplekse rekonstruksjoner, noe som sikrer optimal levedyktighet og funksjon av det transplanterte eller reparerte vevet. I tillegg har den teknologiske utviklingen gjort det mulig for kjeve- og ansiktskirurgien å bruke avanserte bildeteknikker for å kartlegge disse strukturene før operasjonen, noe som gir bedre kirurgisk planlegging.

Kunsten å utføre kjeve- og ansiktskirurgi ligger like mye i inngående teoretisk kunnskap om anatomiske strukturer som i tekniske ferdigheter. Ansiktets vaskularisering og innervasjon er sentrale elementer i denne kunnskapen, noe som garanterer sikre og effektive operasjoner.

Vevsegenskaper : muskler, hud og slimhinner

Kjeve- og ansiktskirurgi omfatter mer enn bare knokler og ledd; det er også et inngående samspill med de ulike vevene som dekker og støtter disse strukturene. En inngående forståelse av vevets særegenheter er avgjørende for at inngrepene skal bli estetisk og funksjonelt vellykkede.

1. Muskler:
Ansiktet er et orkester av muskler som gir uttrykk, følelser og funksjon. De er så komplekse at hver muskel har en helt bestemt funksjon.
   Tyggemuskler: Disse omfatter masseter, temporalis og pterygoideus (laterale og mediale). De er avgjørende for å åpne, lukke og bevege kjeven.
   Ansiktets uttrykksmuskler: Disse musklene, som orbicularis orbicularis, zygomaticus major og pannelappen, muliggjør en rekke følelsesmessige uttrykk, fra overraskelse til smil.

Operasjoner på disse musklene krever ekstrem varsomhet for å unngå lammelser eller asymmetri etter operasjonen.

2. Hud:
Huden i ansiktet er unik. Den er fin, har en rik blodtilførsel og er ofte utsatt for sol.

Elastisitet og heling: Ansiktshuden er elastisk og har en imponerende tilhelingsevne. Det er imidlertid viktig å gjøre presise snitt for å sikre minimal og diskret arrdannelse.

Regionale variasjoner: Huden varierer betydelig mellom panne, øyelokk, kinn og hake når det gjelder tykkelse og elastisitet.

3. Slimhinner:
Slimhinnene er de indre slimhinnene i munn, kinn og nese. De er fuktige, følsomme og spiller en avgjørende rolle for følelse og funksjon.

Tilheling: Slimhinner har en rask tilhelingsevne, men kan være utsatt for infeksjoner hvis de ikke pleies på riktig måte.

Sensitivitet: De er rikt innervert, noe som gjør kirurgiske inngrep i disse områdene spesielt følsomme.

Kirurgiske implikasjoner:

Når kirurgene arbeider med disse vevene, må de ta hensyn til deres vaskularisering, innervasjon og unike egenskaper for å minimere arrdannelse, bevare følelsen og sikre optimal restitusjon og funksjon.

Ved for eksempel ansiktsløftninger eller estetiske inngrep er det viktig å forstå hvordan hud og muskler samspiller for å oppnå et naturlig resultat. Også innen oral kirurgi er det viktig å forstå slimhinnene for å sikre riktig tilheling og forebygge komplikasjoner.

Selv om bløtvevet i ansiktet ofte kommer i skyggen av de benete strukturene i kjeve- og ansiktskirurgi, spiller det en like viktig rolle. Deres kompleksitet og gjensidige avhengighet krever spesiell ekspertise og oppmerksomhet for å sikre de beste kirurgiske resultatene.

Kapittel 8

VERKTØY OG TEKNOLOGIER I KJEVE- OG ANSIKTSKIRURGI

Vanlige kirurgiske instrumenter og bruken av dem

I likhet med andre kirurgiske spesialiteter krever kjeve- og ansiktskirurgi et spesifikt utvalg av instrumenter for å utføre presise og spesialiserte inngrep. Disse instrumentene er utviklet for å tilpasse seg de komplekse og delikate anatomiske strukturene i ansiktet og kjeven. Her er noen av de mest brukte instrumentene og deres spesifikke rolle:

1. Disseksjons- og eksponeringsinstrumenter :
   - **Skalpeller: Dette er** skarpe blader som brukes til å lage presise snitt. De kan ha ulike utforminger og bladstørrelser tilpasset ulike områder i ansiktet.
   - **Kirurgisk saks**: Brukes til å klippe i vev. Saksen kan være rett eller buet og egner seg til fin eller grov disseksjon.
   - **Retraktorer**: Instrumenter som trekker inn vev og gir bedre sikt under operasjonen. Noen er selvholdende, mens andre krever manuell håndtering.
2. Gripe- og festeverktøy :
   - **Disseksjonstang**: **Disse** brukes til å gripe og forsiktig stabilisere vev under disseksjon eller suturering.
   - **Hemostatiske pinsetter**: Disse brukes til å gripe tak i og klemme sammen blodårer for å stoppe blødninger. Vanlige eksempler er Kelly- og Crile-tang.
3. Beninstrumenter :
   - **Osteotomer:** Skarpe instrumenter for skjæring eller forming av ben.
   - **Gnagere**: Nyttig for å fjerne eller trimme beinbiter.
   - **Kirurgiske hammere**: Brukes sammen med osteotomer for å påføre presise krefter ved skjæring i bein.
4. Suturinstrumenter :
   - **Nåleholdere**: Disse holder nålene fast når du suturerer vev.

Pincett: Brukes til å manøvrere og plassere suturer når de skal settes eller fjernes.
5. Spesialiserte instrumenter :
Tåresonde: Et fint instrument for å undersøke og rense tårekanaler.
Oscillerende sag: Brukes til osteotomier, spesielt ved ortognatisk kirurgi.
Kirurgiske bor: For å klargjøre steder for tannimplantater eller andre operasjoner som krever hull i benet.
6. Suging :
Sugekanyler: Disse brukes til å fjerne væsker, for eksempel blod eller spytt, for å holde operasjonsfeltet rent og klart.

Kjeve- og ansiktskirurgi krever en kombinasjon av instrumenter, fra enkle verktøy til høyspesialisert utstyr. Hvert instrument er utviklet for å optimalisere effektiviteten og sikkerheten ved operasjonene. Perfekt beherskelse av disse verktøyene, kombinert med en grundig forståelse av ansiktets anatomi, er avgjørende for å sikre de beste kirurgiske resultatene.

Avbildningsteknologi : radiografi, skanner, MR

Kjeve- og ansiktskirurgi, som er en spesialitet med fokus på ansiktets, hodeskallens og kjevens komplekse anatomi, er svært avhengig av bildediagnostikk for diagnostisering, planlegging og evaluering av operasjoner. La oss se nærmere på de viktigste avbildningsmodalitetene som brukes og deres spesifikke egenskaper på dette feltet:

1. Radiografi :
Panoramabilde: Dette er en røntgenteknikk som gir et bredt bilde av over- og underkjeven. Det brukes

ofte for å vurdere tenner, kjever og tilhørende patologier.

Teleradiografi av hodeskallen: En spesialisert teknikk for å visualisere hodeskallen fra siden. Brukes ofte innen kjeveortopedi og ortognatkirurgi for å vurdere forholdet mellom hodeskalle, kjeve og tenner.

2. Computertomografi (CT eller skanner) :

Tverrsnittsfremstilling: Skanneren bruker røntgenstråler til å fremstille snittbilder av kroppen. I kjeve- og ansiktskirurgi kan den gi nøyaktige detaljer av ansiktets og hodeskallens knokler.

3D-rekonstruksjon: Takket være moderne teknologi kan CT-bilder rekonstrueres for å gi tredimensjonal visualisering. Dette er spesielt nyttig ved kirurgisk planlegging, for eksempel ved traumer eller rekonstruktiv kirurgi.

Cone Beam CT (CBCT): CBCT er en variant av den konvensjonelle CT-skanneren og er spesielt utviklet for kraniofacial avbildning. Den gir høyoppløselige detaljer med redusert stråledose, noe som gjør den ideell for tann- og kjeve- og ansiktsprosedyrer.

3. Magnetisk resonanstomografi (MRI) :

Bløtvev og vaskularisering: I motsetning til CT, som er utmerket for ben, er MR utmerket til å visualisere bløtvev. Det brukes ofte til å vurdere oppfylninger, svulster eller infeksjoner i bløtvevet i ansiktet og munnhulen.

Avbildning uten stråling: MR bruker magnetfelt, ikke stråling, noe som gjør den ideell for gjentatte vurderinger eller for strålefølsomme pasienter.

Kontrast: Bruk av kontrastmidler i MR kan bidra til å fremheve visse patologier eller vaskulære strukturer.

Bildediagnostikk spiller en sentral rolle innen kjeve- og ansiktskirurgi. Enten det dreier seg om å diagnostisere patologi, planlegge en operasjon eller overvåke postoperativ rekonvalesens, har hver bildemodalitet sine spesifikke fordeler. Valget mellom røntgen, CT eller MR avhenger av det kliniske spørsmålet som skal besvares og de anatomiske detaljene som skal vurderes. Takket være disse teknologiene kan kirurgene operere med større presisjon, noe som gir bedre resultater for pasientene.

Nyere innovasjoner: robotassistert kirurgi, Teknikker for 3D-rekonstruksjon

Kjeve- og ansiktskirurgien er i stadig utvikling, og nye teknologier og teknikker dukker opp hvert år. Blant disse innovasjonene har særlig robotassistert kirurgi og 3D-rekonstruksjonsteknikker utmerket seg de siste årene.

1. Robotassistert kirurgi :
   Større presisjon: Kirurgiske roboter gir eksepsjonell presisjon, noe som reduserer risikoen for menneskelige feil. Dette er spesielt nyttig i ømfintlige områder i ansiktet, der en minimal feilmargin er avgjørende.
   Mindre invasivt: Snitt er ofte mindre ved robotkirurgi, noe som fører til mindre arrdannelse og raskere rekonvalesens for pasienten.
   Bedre tilgjengelighet: I områder som er vanskelige å nå, kan robotens leddede armer nå med en letthet som den menneskelige hånden ikke alltid kan matche.
   Opplæring og simulering: Robotplattformer gjør det også mulig for kirurger å trene på simuleringer før de utfører reelle operasjoner, noe som øker deres ferdigheter og selvtillit.
2. Teknikker for 3D-rekonstruksjon :
   Kirurgisk **planlegging**: Med programvare for 3D-rekonstruksjon kan kirurgene visualisere pasientens anatomiske struktur i tre dimensjoner. Dermed kan de

planlegge og simulere operasjoner med uovertruffen presisjon.
- **3D-printing**: Ved å kombinere 3D-rekonstruksjon med 3D-printing er det mulig å lage skreddersydde implantater eller kirurgiske guider for hver enkelt pasient. Enten det dreier seg om å erstatte tapt ben eller styre et snitt, gir denne teknologien enestående muligheter for skreddersøm.
- **Visualisering under operasjonen**: Noen avanserte systemer gjør det mulig for kirurgen å legge 3D-bilder på operasjonsfeltet under operasjonen, slik at det fungerer som en guide i sanntid.
- **Opplæring og utdanning**: 3D-modeller kan også brukes til opplæring av studenter og unge kirurger, slik at de får en realistisk fremstilling av utfordringene de vil møte på operasjonsstuen.

Teknologiske nyvinninger er i ferd med å forandre kjeve- og ansiktskirurgien og gir både kirurger og pasienter betydelige fordeler. Robotassistert kirurgi gir større presisjon og sikkerhet, mens 3D-rekonstruksjonsteknikker åpner for enestående muligheter for individuell tilpasning og kirurgisk planlegging. Til sammen flytter disse nyvinningene grensene for hva som er mulig innen dette feltet, og lover mer effektiv, tryggere og mer persontilpasset behandling for pasientene.

Kapittel 9

VANLIGE PATOLOGIER OG TILHØRENDE BEHANDLINGER

Svulster og lesjoner kjeve- og ansiktsregionen

Kjeve- og ansiktsregionen er et anatomisk komplekst område som omfatter kjeve, munn, ansikt og deler av hodeskallen. Tilstedeværelsen av et mangfold av vev - ben-, tann-, slimhinne-, kjertel-, nerve- og karvev - gjør dette området utsatt for en rekke svulster og lesjoner, både godartede og ondartede.

1. Godartede svulster :
    Odontogene cyster: Disse cystene, som ofte er forbundet med tenner som står fast eller tanninfeksjoner, kan føre til utvidelse av benet og krever ofte kirurgi.
    Osteomer: Godartede beinsvulster som kan oppstå i kjeven eller andre ansiktsben.
    Fibromer: Svulster i bindevev som kan forekomme i tannkjøttet eller slimhinnene.
    Pleomorfe adenomer: Svulster i spyttkjertlene, vanligvis ørespyttkjertelen, som vanligvis er godartede.
2. Ondartede svulster :
    Plateepitelkarsinomer: De vanligste ondartede svulstene i munnhulen, vanligvis forbundet med risikofaktorer som røyking, alkoholforbruk eller eksponering for humant papillomavirus (HPV).
    Adenokarsinomer: Ondartede svulster som utvikler seg fra kjertler, for eksempel spyttkjertlene.
    Sarkomer: Ondartede svulster i bløtvev eller bein, sjeldne, men potensielt aggressive.
    Maligne melanomer: Selv om disse pigmentcellesvulstene er vanligere på huden, kan de også forekomme i munnhulen.

3. Forstadier til kreft :
Leukoplaki: En ikke-forskyvbar hvit lesjon på munnslimhinnen, hvorav en del kan utvikle seg til kreft.
Erytroplasi: En rød, ofte fløyelsaktig lesjon med høy risiko for malign transformasjon.
4. Årsaker og risikofaktorer :
I tillegg til genetiske faktorer kan eksponering for tobakk, alkohol, HPV og dårlig munnhygiene øke sannsynligheten for å utvikle svulster i dette området.
5. Diagnose og behandling :
Diagnosen stilles vanligvis ved hjelp av en biopsi, etterfulgt av bildediagnostikk (røntgen, CT, MR) for å vurdere svulstens utbredelse. Behandlingen kan omfatte kirurgi, strålebehandling, cellegift eller en kombinasjon av disse, avhengig av svulstens art og lokalisering.

Svulster og lesjoner i kjeve- og ansiktsregionen representerer et variert spekter av patologier, fra godartede til ondartede. Tidlig behandling av et tverrfaglig team er avgjørende for å sikre best mulig prognose for pasienten. Kunnskap om tegn og symptomer hos helsepersonell og i befolkningen er avgjørende for tidlig diagnostisering og vellykket intervensjon.

Traumer og bruddskader

Ansiktet er den mest fremtredende delen av menneskets anatomi, og det er ofte den første delen som utsettes for støt eller traumer. Enten det skyldes trafikkulykker, fall, voldshandlinger eller sportsulykker, kan kjeve- og ansiktstraumer variere i alvorlighetsgrad, fra mindre skrubbsår til kompliserte brudd.

1. Vanlige typer kjeve- og ansiktsfrakturer :
   Brudd i orbitabunnen: Dette kan føre til at øyet synker inn og krever operasjon for å bevare synet og estetikken.
   Brudd i overkjeven: Påvirker overkjeven og kan påvirke tannstillingen.
   Brudd i underkjeven: Underkjeven er et av de hyppigst forekommende bruddene i ansiktet.
   Frakturer i det zygomatiske komplekset: Disse involverer de fremtredende kinnbenene.
   Nesefrakturer: Ofte i forbindelse med idrettsskader eller slagsmål.
2. Symptomer og tegn :
   Hevelse og blåmerker
   Smerter, spesielt ved tygging
   Nummenhet på grunn av nerveskader
   Malokklusjon eller endring i tannstillingen
   Begrensning av munnåpningen
   Synlig eller følbar deformitet
3. Diagnose :
Bildediagnostikk, for eksempel røntgen, CT eller MR, er avgjørende for å vurdere bruddets omfang og nøyaktige karakter. En grundig klinisk undersøkelse er også avgjørende.
4. Behandling :
   Kirurgi: Ved forskjøvne eller kompliserte brudd er det ofte nødvendig med kirurgi for å justere og fiksere knoklene. Dette kan innebære bruk av plater, skruer eller vaiere.
   Konservativ behandling: Ved brudd som ikke er forskjøvet, kan hvile, smertestillende og noen ganger immobilisering være tilstrekkelig.
   Rehabilitering: Fysioterapi kan være nødvendig for å gjenvinne full kjevefunksjon, særlig ved vedvarende stivhet eller smerter.

5. Forebygging :
Det er viktig å øke bevisstheten om bruk av verneutstyr, som hjelm og tannbeskyttere, under idrettsaktiviteter. Det er også viktig å fremme trafikksikkerhet og forebygge vold.

Traumer og frakturer i kjeve- og ansiktsregionen er ikke bare smertefulle, men kan også ha varige estetiske og funksjonelle konsekvenser. Rask og riktig behandling er avgjørende for å optimalisere resultatene og forebygge komplikasjoner. Å øke bevisstheten om behovet for å forebygge slike skader er også avgjørende for å redusere forekomsten av dem.

Medfødte misdannelser og kirurgiske korreksjoner

Medfødte misdannelser i kjeve- og ansiktsregionen er anomalier som er til stede fra fødselen av, og som skyldes en forstyrrelse i fosterutviklingen. Disse misdannelsene kan ha estetiske, funksjonelle og psykologiske konsekvenser. Kirurgi spiller en nøkkelrolle når det gjelder å korrigere disse misdannelsene for å forbedre pasientenes livskvalitet.

1. Vanlige typer medfødte misdannelser :
    Leppe- og/eller ganespalte: Dette er spalter eller åpninger i overleppen og/eller ganen. De kan være ensidige eller bilaterale.
    Mikrognati eller retrognati: En liten eller unormalt plassert underkjeve.
    Hemangiomer: Godartede svulster som består av unormale blodkar som kan oppstå på huden eller inne i munnen.
    Kraniofaciale syndromer: for eksempel Crouzons syndrom eller Aperts syndrom, som innebærer avvik i utviklingen av hodeskallen og ansiktet.

2. Kirurgisk behandling :
Korreksjon av leppe- og ganespalte: Disse operasjonene utføres ofte i flere trinn for å reparere defekten og forbedre funksjon og estetikk. Den første operasjonen utføres vanligvis i spedbarnsalderen.
Forskyvning av underkjeven: Ved alvorlig mikrognati kan det være nødvendig med en operasjon for å forskyve underkjeven og dermed forbedre respirasjonsfunksjonen og tannsettet.
Reseksjon av hemangiomer: Hvis et hemangiom er stort eller utgjør en risiko for vitale strukturer, kan det være nødvendig med kirurgi.
Kraniofacial kirurgi: Ved kraniofaciale syndromer er det ofte nødvendig med komplisert kirurgi for å omforme hodeskallen og ansiktet, forbedre hjernens funksjon, pusten og utseendet.

3. Betydningen av tverrfaglig behandling :
Korreksjon av medfødte kjeve- og ansiktsmisdannelser krever ofte et team av spesialister, inkludert kjevekirurger, kjeveortopeder, barneleger, logopeder, psykologer og annet helsepersonell.

4. Psykososiale hensyn :
Barn som er født med misdannelser i ansiktet, kan ha psykologiske utfordringer, for eksempel problemer med selvfølelsen og risiko for stigmatisering. Psykologisk hjelp er viktig for å støtte disse barna og familiene deres.

Medfødte misdannelser i kjeve- og ansiktsregionen kan by på store utfordringer for barn og deres familier. Takket være fremskritt innen kirurgi og tverrfaglig behandling kan mange barn heldigvis se frem til en betydelig forbedring av utseende og funksjon. Nøkkelen er tidlig intervensjon, nøye planlegging og langsiktig oppfølging for å sikre best mulig resultat.

Kapittel 10

KOSMETISK KIRURGI I KJEVE- OG ANSIKTSKIRURGI

Preoperativ vurdering og pasientenes forventninger

Preoperativ vurdering er en viktig fase før et kirurgisk inngrep. Den sørger ikke bare for pasientens sikkerhet, men også for at pasientens forventninger stemmer overens med de faktiske mulighetene som operasjonen gir. Ved kjeve- og ansiktskirurgi er denne fasen spesielt viktig på grunn av de estetiske og funksjonelle konsekvensene av operasjonen.

1. Klinisk vurdering :
   - **Fysisk undersøkelse**: Dette innebærer en detaljert vurdering av ansiktsområdet, inkludert hud, bein, tenner og bløtvev.
   - **Sykehistorie**: For å unngå komplikasjoner er det viktig å kjenne til underliggende sykdommer, allergier, nåværende medisinering eller tidligere operasjoner.
   - **Tannundersøkelse og okklusjon**: En vurdering av tannstilling og bitt kan være nødvendig, spesielt i forbindelse med ortognatiske inngrep.
2. Bildediagnostikk og andre tester :
   - **Røntgen, CT-skanning, MR**: Disse bildene gir et detaljert bilde av de indre strukturene og hjelper kirurgen med å planlegge operasjonen.
   - **Tannmodeller**: I noen tilfeller kan det lages tannavstøpninger for å studere okklusjonen.
   - **Blodprøver**: Det kan være nødvendig å ta **blodprøver** for å vurdere den generelle helsetilstanden og kontrollere aspekter som koagulasjon.
3. Diskusjon om forventninger :
   - **Vurdering av pasientens ønsker**: Det er viktig å forstå hva pasienten ønsker å oppnå etter operasjonen.
   - **Tilpasning til den medisinske virkeligheten**: Noen ganger kan det hende at pasientens forventninger

ikke er realistiske. Kirurgen må da avklare hva som er medisinsk mulig.

Risiko og fordeler: Alle operasjoner har sine fordeler og risikoer. Pasienten må være fullt informert for å kunne gi et informert samtykke.

4. Psykologisk forberedelse :

Følelsesmessig påvirkning: Kjeve- og ansiktskirurgi kan ha en betydelig innvirkning på selvfølelsen. Noen ganger kan det være nødvendig med en psykologisk vurdering.

Støtte: Å oppmuntre pasientene til å snakke med familien eller delta i støttegrupper kan hjelpe dem med å forberede seg følelsesmessig på inngrepet.

Den preoperative vurderingen er mye mer enn en enkel medisinsk undersøkelse. Den er broen mellom pasientens ønsker og bekymringer og den medisinske realiteten av hva operasjonen kan tilby. Ved kjeve- og ansiktskirurgi, der resultatet har stor innvirkning på utseende og funksjon, er en grundig vurdering og åpen kommunikasjon avgjørende for å sikre pasienttilfredshet og en vellykket operasjon.

Vanlige kirurgiske teknikker: neseplastikk, ansiktsløftning og genioplastikk

Estetisk og rekonstruktiv kirurgi i kjeve- og ansiktsregionen omfatter en rekke ulike inngrep, hvert med sine egne spesifikke teknikker og mål. Tre av de vanligste inngrepene på dette området er neseplastikk, ansiktsløft og genioplastikk.

1. Neseplastikk :
Dette er et kirurgisk inngrep som har til hensikt å endre nesens form og/eller funksjon.

Typer :
- *Estetisk* neseplastikk: Endrer nesens form av kosmetiske årsaker.
- *Funksjonell neseplastikk*: Korrigerer strukturelle avvik som kan forårsake pusteproblemer.

Teknikker:
- *Åpen tilnærming*: Snitt ved neseroten som gir direkte innsyn.
- *Lukket metode*: Snitt inne i neseborene uten synlige ytre snitt.

Resultater: I tillegg til estetiske forbedringer kan det forbedre pusten når skilleveggsavvik eller andre indre anomalier korrigeres.

2. Ansiktsløft (eller cervico-facial lift) :
Denne operasjonen tar sikte på å forynge ansiktet ved å korrigere slapt vev.

Målområder :
- *Panneløft*: panne og øyenbryn.
- *Løft i midten av ansiktet*: Kinnene og det periokulære området.
- *Nedre ansikts- og halsløft*: Kjeve, hals og området under haken.

Teknikker:
- Strategisk plasserte snitt rundt hårfestet, ørene og/eller halsen.
- Redraping av underliggende vev og fjerning av overflødig hud.

Resultat: Foryngert utseende, mer definerte konturer og reduksjon av fine linjer og rynker.

3. Genioplastikk :
Dette er en operasjon som endrer formen på haken.

Typer :
- *Fremskritt*: For en tilbaketrukket hake.
- *Recession*: For en fremtredende hake.

Teknikker:
- Snitt inne i munnen eller under haken.

Haken blir enten fremskyndet med fiksering ved hjelp av plater og skruer, eller omformet ved å fjerne en del av beinet.
Resultat: En hake som er bedre proporsjonert med resten av ansiktet, noe som forbedrer ansiktsbalansen.

Enten det er av estetiske eller funksjonelle årsaker, tilbyr kjeve- og ansiktskirurgi en rekke inngrep som kan ha stor innvirkning på utseendet og livskvaliteten. Som ved alle andre inngrep er det viktig med en grundig konsultasjon med en kvalifisert kirurg for å finne den beste fremgangsmåten for hver enkelt pasient.

Postoperativ behandling og håndtering av komplikasjoner

Den postoperative perioden spiller en viktig rolle i rekonvalesensen og suksessen etter en kjeve- og ansiktsoperasjon. I denne fasen samarbeider sykepleieren tett med det medisinske teamet for å minimere risikoen for komplikasjoner, lindre smerte og lette pasientens rekonvalesens.

1. Postoperativ behandling :
    Umiddelbar overvåkning: Etter operasjonen overføres pasienten vanligvis til oppvåkningsrommet, der vitale funksjoner overvåkes nøye.
    Smertebehandling: Analgetika, ofte kombinert med betennelsesdempende midler, gis for å kontrollere smerten.
    Sårpleie: Sting, bandasjer og dren inspiseres regelmessig for tegn på infeksjon eller blødning.
    Mat og væske: Avhengig av operasjonens art kan det anbefales flytende eller myk mat. God hydrering er også viktig.

- **Mobilisering**: Å oppmuntre pasientene til gradvis mobilisering bidrar til å forebygge komplikasjoner som trombose.
- **Råd om hjemreise**: Pasienter og pårørende får anbefalinger om hjemmepleie, medisinering, kosthold og aktiviteter som bør unngås.

2. Behandling av komplikasjoner :
   - **Blødning**: Overdreven postoperativ blødning krever rask intervensjon for å lokalisere og kontrollere kilden.
   - **Infeksjon**: Tegn på infeksjon, som rødhet, hevelse eller puss, bør behandles umiddelbart med antibiotika.
   - **Føleforstyrrelser**: Nummenhet eller prikking kan forekomme. Hvis disse symptomene vedvarer, kan det være nødvendig med en nevrologisk vurdering.
   - **Unormal arrdannelse**: Arrhypertrofi eller keloider kan kreve ytterligere behandling, for eksempel steroidinjeksjoner eller rekonstruktiv kirurgi.
   - **Åndedrettsproblemer**: Etter visse typer kirurgi kan det være risiko for luftveisobstruksjon som krever øyeblikkelig inngripen.
   - **Dehydrering**: Utilstrekkelig væskeinntak kan føre til dehydrering, spesielt hvis pasienten har problemer med å spise eller drikke etter operasjonen.

Den postoperative perioden ved kjeve- og ansiktskirurgi er like viktig som selve operasjonen. Nøye overvåking, riktig behandling og åpen kommunikasjon med pasienten er avgjørende for å sikre en ukomplisert rekonvalesens. Hvis selv det minste avvik oppdages, kan rask og riktig intervensjon forhindre mer alvorlige komplikasjoner og dermed garantere at operasjonen blir vellykket på lang sikt.

Kapittel 11

ETIKK OG LOVLIGHET I KJEVE- OG ANSIKTSKIRURGI

Pasientenes rettigheter og plikter

Når en person blir pasient i et medisinsk miljø, får vedkommende et sett med rettigheter og plikter. Disse rettighetene og pliktene er utformet for å sikre respektfull og effektiv behandling, samtidig som pasientene involveres i sin egen behandlingsprosess.

1. Pasientrettigheter :
    Rett til informasjon: Pasienter har rett til å bli informert på en klar og forståelig måte om sin helsetilstand, de foreslåtte behandlingene, fordelene og risikoene ved dem og mulige alternativer.
    Informert samtykke: Ingen inngrep eller behandling kan utføres uten pasientens frie og informerte samtykke, med mindre det dreier seg om en livstruende nødsituasjon.
    Rett til konfidensialitet: All informasjon om pasienten, inkludert hans/hennes identitet, er konfidensiell. Den kan bare deles med det medisinske personalet som er involvert i behandlingen, eller med personer som er autorisert av pasienten.
    Rett til innsyn i journalen: Pasienter har rett til å se og få kopi av journalen sin.
    Rett til respekt og verdighet: Pasienter skal behandles med respekt, uavhengig av alder, kjønn, opprinnelse eller andre egenskaper.
    Rett til ikke-diskriminering: Omsorgen må ikke variere etter diskriminerende kriterier.
    Rett til å nekte behandling: En pasient kan nekte behandling eller inngrep etter å ha forstått konsekvensene.
    Rett til kontinuitet i behandlingen: Pasienter har rett til å motta kontinuerlig, koordinert behandling som er tilpasset deres behov.

2. Pasientens plikter :

Ærlighet og åpenhet: For å sikre effektiv behandling må pasientene gi fullstendig og nøyaktig informasjon om sin helsetilstand, historie, nåværende behandlinger og annen relevant informasjon.

Respekt for helsepersonell: Respekt for helsepersonell, sykehuspersonale og andre pasienter er avgjørende for en velfungerende medisinsk virksomhet.

Overholdelse av regler og prosedyrer: Dette omfatter overholdelse av besøkstider, helse- og sikkerhetsprosedyrer osv.

Aktiv deltakelse i behandlingen: Selv om pasienter har rett til å nekte behandling, må de delta aktivt i sin egen helbredelsesprosess hvis de samtykker til behandling.

Økonomisk ansvar: Pasientene må oppfylle sine økonomiske forpliktelser overfor helseinstitusjonen eller behandlerne.

Forholdet mellom pasient og helsepersonell er basert på gjensidig tillit. Pasientens rettigheter garanterer respektfull og pasientsentrert medisinsk behandling, mens pasientens plikter sikrer et optimalt samarbeid til beste for pasientens helse. På det følsomme området kjeve- og ansiktskirurgi er dette samarbeidet ekstra viktig for å sikre optimale resultater.

Informert samtykke og beslutningsevne

Kjernen i den medisinske relasjonen er det grunnleggende prinsippet om respekt for pasientens autonomi. To nøkkelbegreper følger av dette: informert samtykke og beslutningskompetanse. Selv om disse begrepene er nært knyttet til hverandre, er de forskjellige og spiller en viktig rolle, særlig innen spesialiteter som kjeve- og ansiktskirurgi, der operasjoner kan ha store estetiske og funksjonelle konsekvenser.

1. Informert samtykke :

    Definisjon: Informert samtykke er når en pasient frivillig samtykker til et medisinsk inngrep etter å ha mottatt all informasjon som er nødvendig for å ta en informert beslutning.
    Elementer i informert samtykke :
    - **Informasjon**: Helsepersonellet må gi pasienten detaljert informasjon om inngrepets art, forventede fordeler, mulige risikoer, tilgjengelige alternativer og konsekvensene av ikke å gjennomføre behandlingen.
    - **Forståelse**: Pasienten må ha kognitiv og emosjonell kapasitet til å forstå informasjonen som gis.
    - **Vilje**: Pasientens beslutning skal tas uten tvang eller ytre påvirkning.

    Dokumentasjon: Informert samtykke formaliseres ofte i et skriftlig dokument som signeres av pasienten. Selv om dette dokumentet er viktig, er prosessen med informert samtykke mye mer enn en enkel administrativ formalitet.

2. Beslutningsdyktighet :

    Definisjon: Dette er en persons evne til å ta beslutninger om medisinsk behandling. Den bestemmes av pasientens evne til å forstå, vurdere, resonnere og uttrykke preferanser i forbindelse med en medisinsk beslutning.
    Kapasitetsvurdering :
    - **Forståelse**: Er pasienten i stand til å forstå informasjonen fra helsepersonellet?
    - **Vurdering**: Er pasienten i stand til å vurdere informasjonens relevans for sin egen situasjon?
    - **Argumentasjon** : Kan de vurdere fordeler og ulemper ved ulike alternativer?

Uttrykk for valg: Kan de tydelig **uttrykke** en preferanse?
Begrensninger i beslutningsevnen: Hvis en pasient ikke anses å være i stand til å ta en informert beslutning, kan beslutningen tas av en juridisk representant eller verge. Det er imidlertid viktig å alltid forsøke å involvere pasienten så mye som mulig.

Innen kjeve- og ansiktskirurgi er respekten for pasientens autonomi av største betydning. Begrepene informert samtykke og beslutningskompetanse sikrer at hver operasjon ikke bare er medisinsk begrunnet, men også i tråd med pasientens ønsker og verdier. På et felt der konsekvensene av en operasjon kan ha stor innvirkning på en persons liv, er det viktig å etablere en åpen og respektfull kommunikasjon mellom pasienten og det medisinske teamet.

Håndtering av vanlige etiske dilemmaer

I medisinsk praksis oppstår det etiske dilemmaer når grunnleggende moralske prinsipper kommer i konflikt med hverandre. Innenfor kjeve- og ansiktskirurgi kan disse dilemmaene være spesielt intense på grunn av den intime karakteren til inngrep i ansiktet - som gjenspeiler vår identitet.

1. Autonomi vs. velvilje :
    Dilemma: En pasient ønsker en kosmetisk operasjon for å se ut som en kjendis, men kirurgen mener at resultatet ikke vil være naturlig eller gunstig på lang sikt.
    Håndtering: Ha en åpen dialog med pasienten, avklare pasientens motivasjon og informere om risiko og fordeler. Samtidig som kirurgen respekterer

pasientens autonomi, må han/hun sørge for at pasienten tar en informert beslutning.

2. Ikke-misbruk vs. velvilje:

   Dilemma: En pasient trenger en potensielt smertefull operasjon for å gjenopprette kjevefunksjonen, men er engstelig og motvillig.

   Håndtering: Selv om kirurgen ønsker å gjøre det som er til nytte (velgjørenhet), må han også sørge for at han ikke forårsaker skade (ikke-velgjørenhet). En tilnærming kan være å utforske alternative eller komplementære metoder for å håndtere pasientens smerter og angst.

3. Rettferdighet vs. autonomi :

   Dilemma: En dyr behandling er tilgjengelig, men helsevesenet har begrensede ressurser. Hvem skal dra nytte av det?

   Behandling: Det medisinske teamet må vurdere nytten og nødvendigheten av tiltaket for hver enkelt pasient. Beslutninger bør baseres på rettferdige kliniske kriterier snarere enn betalingsevne eller sosial status.

4. Konfidensialitet vs:

   Dilemma: En tenåring ønsker en operasjon uten å informere foreldrene sine.

   Behandling: I mange jurisdiksjoner kreves foreldrenes samtykke for inngrep på mindreårige. Hvis ungdommen anses som moden, kan imidlertid et unntak vurderes. Kirurgen må balansere tenåringens rett til konfidensialitet med prinsippet om velgjørenhet.

5. Estetiske vs. funksjonelle resultater :

   Dilemma: Inngrep kan gjenopprette funksjon, men endre utseende, eller omvendt.

   Håndtering: Åpen kommunikasjon er avgjørende. Pasienten må være fullt informert om fordelene og ulempene ved hvert alternativ og delta aktivt i beslutningen.

Når man står overfor etiske dilemmaer, finnes det ofte ikke bare ett "riktig" svar. I kjevekirurgi, som i andre medisinske fag, er det viktigste å engasjere seg i en etisk refleksjonsprosess, aktivt involvere pasienten og, der det er mulig, rådføre seg med etiske komiteer eller kolleger for å få flere perspektiver. Nøkkelen ligger i den hårfine balansen mellom å respektere pasientens autonomi og å handle til pasientens beste.

Kapittel 12

KOMMUNIKASJON MED PASIENTEN OG FAMILIEN

Effektive kommunikasjonsteknikker

Kommunikasjon er en viktig del av lege-pasient-forholdet, særlig i en spesialitet som kjeve- og ansiktskirurgi, der de estetiske, funksjonelle og emosjonelle konsekvensene av operasjonene er tett sammenvevd. Tydelig, empatisk og effektiv kommunikasjon kan øke pasienttilfredsheten, bygge tillit og forbedre de kliniske resultatene.

1. Aktiv lytting :
    Forstå før du blir forstått: Gi pasienten full oppmerksomhet, uten avbrytelser. På den måten kan du fullt ut forstå hva pasienten er opptatt av.
    Refleksjon: Gjenta det du har hørt for å bekrefte forståelsen din.
2. Ikke-verbalt språk :
    Øyekontakt: Dette skaper tillit og viser at du er engasjert i samtalen.
    Åpne gester: Unngå å legge armene i kors eller lene deg tilbake. Innta en åpen holdning og len deg mot pasienten.
3. Still åpne spørsmål:
    Oppmuntre pasienten til å snakke i detalj ved å stille spørsmål som: "Kan du fortelle meg mer om...?" i stedet for lukkede spørsmål som krever "ja"- eller "nei"-svar.
4. Validering av pasientens følelser :
    Anerkjenn og bekreft pasientens følelser, for eksempel: "Jeg kan forstå hvorfor du føler det slik...".
5. Unngå medisinsk sjargong:
    Bruk et enkelt og klart språk for å forklare prosedyrer, diagnoser og behandlinger. Forsikre deg om at pasienten forstår hvert trinn.
6. Bruke "Teach-Back" :
    Etter at du har gitt informasjon, kan du be pasienten gjenta det han eller hun har forstått. Dette er en måte

å forsikre seg om at informasjonen er korrekt assimilert.
7. Tilby skriftlige ressurser:
Gi pasienten brosjyrer eller informasjonsark som supplement til den muntlige samtalen.
8. Oppmuntre til å stille spørsmål:
Sørg for at pasienten føler seg komfortabel med å stille spørsmål. Dette kan oppklare eventuelle misforståelser og styrke forståelsen.
9. Etablering av et partnerskap :
Tenk på pasienten som en partner i behandlingsbeslutninger, og involver dem aktivt i beslutningsprosessen.
10. Vis empati :
Å sette seg inn i pasientens situasjon, anerkjenne pasientens følelser og vise forståelse kan forbedre kvaliteten på kommunikasjonen betraktelig.

Kommunikasjonsteknikker er ikke bare et verktøy for å formidle informasjon, de er selve grunnlaget for forholdet mellom lege og pasient. I kjeve- og ansiktskirurgi, der inngrepene kan ha stor innvirkning på identitet og selvfølelse, er effektiv kommunikasjon avgjørende. Ved å investere tid og energi i kommunikasjonstrening kan man ikke bare forbedre pasientopplevelsen, men også de kliniske resultatene.

Håndtering av dårlige nyheter og uoppfylte forventninger

I kjeve- og ansiktskirurgi, som i mange andre medisinske fag, kan det være vanskelig å kommunisere skuffende eller uventede nyheter til en pasient. Dette kan skyldes komplikasjoner, uønskede resultater eller uventede oppdagelser. Å håndtere slike situasjoner med medfølelse, takt og tydelighet er avgjørende for å opprettholde tilliten og gjøre det lettere for pasienten å forstå.

1. Forberedelse :

    Forutse reaksjoner: Prøv å forutse pasientens følelser og spørsmål, slik at du er forberedt på å svare.

    Velg de rette omgivelsene: Sørg for at dere har et stille, privat sted å snakke uten forstyrrelser.

2. Bruk av SPIKES-modellen :

Denne modellen brukes ofte til å overbringe dårlige nyheter på det medisinske området:

    S - Innstilling: Sørg for at stedet er passende og at du ikke blir avbrutt.

    P - Oppfatning (Perception): Spør pasienten hva de allerede vet eller hva de oppfatter om situasjonen.

    I - Invitasjon (invitasjon) : Be om tillatelse til å dele nyheten, f.eks. "Vil du at jeg skal gi deg mer informasjon om resultatene?".

    K - Kunnskap: Gi tydelig informasjon og unngå medisinsk sjargong. Vær direkte, men empatisk.

    E - Følelser (Emotions): Anerkjenn og bekreft pasientens følelser. "Jeg forstår at dette kan oppleves som en skuffelse for deg."

    S - Strategi: Foreslå en strategi eller handlingsplan for fremtiden.

3. Vær ærlig, men empatisk:

    Unngå å bagatellisere eller overdrive situasjonen. Vær saklig, men vis medfølelse og forståelse.

4. Gi tydelig informasjon:

    Forsikre deg om at pasienten forstår situasjonen. Det kan være nyttig å gi skriftlig informasjon eller tilleggsressurser.

5. Oppmuntre til å stille spørsmål:

    La pasienten uttrykke sine bekymringer og stille spørsmål for å få klarhet i hva han eller hun har forstått.

6. Erkjenne uoppfylte forventninger :
   Snakk åpent om hvilke forhåpninger eller forventninger pasienten hadde i utgangspunktet, og diskuter årsakene til at disse resultatene ikke ble oppnådd.
7. Foreslå løsninger eller alternativer:
   Hvis det er mulig, bør du tilby alternativer for fremtiden, enten det gjelder andre tiltak, komplementær behandling eller psykologisk støtte.
8. Tillater tid :
   La pasienten bearbeide nyheten. Det kan være nyttig å avtale en ny time for å diskutere saken nærmere eller svare på ytterligere spørsmål.

Å formidle vanskelige nyheter krever følsomhet, tålmodighet og ærlighet. Ansatte innen kjeve- og ansiktskirurgi, som står overfor pasientenes estetiske og funksjonelle håp, må være spesielt oppmerksomme på denne dimensjonen av forholdet mellom behandler og pasient. Ved å ha en pasientsentrert tilnærming og bruke effektive kommunikasjonsteknikker er det mulig å håndtere disse vanskelige situasjonene med verdighet og medfølelse.

Støtte til familier og pårørende i tider med stress

Innenfor kjeve- og ansiktskirurgi er det ofte pasienten som står i fokus, men bak hver pasient står det en familie eller pårørende som også går gjennom denne prøvelsen. Enhver form for kirurgi skaper uunngåelig stress og angst, ikke bare for pasienten, men også for omgivelsene. Disse følelsene kan forsterkes av usikkerhet, frykt for det ukjente og de estetiske og funksjonelle konsekvensene av kjeve- og ansiktsoperasjoner.

Som helsepersonell er det viktig å forstå hvilken avgjørende rolle familie og venner spiller for pasientens tilfriskning og velvære. De er ofte den viktigste kilden til støtte, trøst, oppmuntring og praktisk hjelp. Å anerkjenne pårørendes behov, bekymringer og følelser er viktig for å sikre helhetlig omsorg. Dette innebærer å gi tydelig og oppdatert informasjon om inngrepet, rekonvalesensen og mulige komplikasjoner, slik at de pårørende kan føle seg informert og involvert.

Men i tillegg til å gi informasjon er det like viktig å gi emosjonell støtte. Klinikker og sykehus kan vurdere å arrangere gruppesamlinger for pårørende der de kan dele erfaringer, stille spørsmål og få gjensidig støtte. Pårørende kan, i likhet med pasienter, ha nytte av rådgivning eller terapi for å håndtere stress og angst i forbindelse med operasjonen.

Det er også viktig å oppmuntre til åpen kommunikasjon. Inviter familien til å uttrykke sine bekymringer, stille spørsmål og dele sine følelser. Når de føler seg hørt og forstått, er de bedre rustet til å støtte sine nærmeste i den postoperative perioden.

Nøkkelen er samarbeid. Ved å samarbeide med pårørende, involvere dem aktivt i pleieprosessen og anerkjenne deres viktige rolle, kan vi skape et betryggende og helbredende miljø for pasienten.

Selv om pasienten er kjernen i den kjeve- og ansiktskirurgiske behandlingsprosessen, er det de som står ham eller henne nær, som er fundamentet. Ved å tilby støtte, informasjon og forståelse til disse personene hjelper vi ikke bare pasienten med å bli frisk, men vi styrker også nettverket rundt pasienten og skaper en sterkere og mer effektiv omsorgsdynamikk.

Kapittel 13

BEREDSKAPSLEDELSE I KJEVE- OG ANSIKTSKIRURGI

Beredskapsprotokoller

Innen kjeve- og ansiktskirurgi kan det plutselig oppstå akutte situasjoner som krever rask, koordinert og presis handling for å sikre pasientens sikkerhet og velvære. Det kan dreie seg om alt fra ansiktstraumer til postoperative blødninger og alvorlige infeksjoner. Det er derfor viktig å ha veletablerte beredskapsprotokoller.

1. Innledende vurdering og triage :
Ved ankomst i en nødsituasjon er det avgjørende med en rask, men grundig vurdering. Pasientens vitale tegn, som respirasjon, puls og blodtrykk, må kontrolleres umiddelbart. På samme måte er det viktig å vurdere bevissthet, respirasjonskapasitet og hemodynamisk stabilitet.

2. Luftveishåndtering :
Beskyttelse og opprettholdelse av luftveiene har høyeste prioritet. Kjeve- og ansiktstraumer kan føre til obstruksjon, og intubering eller til og med trakeostomi kan være nødvendig i en **nødsituasjon.**

3. Kontroll av blødning :
Skader i ansiktet kan gi store blødninger på grunn av de mange blodårene i området. Direkte kompresjon er første skritt, etterfulgt av en vurdering av om det er nødvendig med kirurgi for å stoppe blødningen.

4. Vurdering av lesjoner :
Når pasientens situasjon har stabilisert seg, må det foretas en fullstendig vurdering av skadene. Dette omfatter en fysisk undersøkelse, røntgen og andre bildedannende teknikker for å fastslå skadeomfanget.

5. Behandling av brudd :
Brudd må stabiliseres for å forhindre ytterligere skade og for å forberede en eventuell operasjon. Dette kan innebære bruk av skinner eller andre hjelpemidler.

6. Behandling av infeksjoner :
Alvorlige infeksjoner krever rask intervensjon, inkludert administrering av antibiotika. Hvis det oppdages en

infeksjonskilde, for eksempel en abscess, kan det være nødvendig med snitt og drenasje.

7. Kommunikasjon og koordinering :
Tydelig kommunikasjon mellom alle medlemmene i det medisinske teamet er avgjørende. Kirurger, anestesileger, sykepleiere og radiologer må jobbe i harmoni for å sikre optimal behandling.

8. Overvåking og revurdering :
Etter den første behandlingen må pasienten overvåkes og vurderes regelmessig for å sikre at tilstanden er stabil og at det ikke oppstår andre komplikasjoner.

Kjeve- og ansiktskirurgi er så komplisert og viktig at den krever perfekte forberedelser og rask respons i en nødsituasjon. Beredskapsprotokoller er utformet for å veilede helsepersonell gjennom de avgjørende trinnene for å redde liv, bevare funksjon og minimere langtidsfølger. Disse protokollene, kombinert med regelmessig opplæring og praktiske øvelser, sørger for at teamet alltid er klar til å handle i enhver nødsituasjon.

Samarbeid med nødetatene

Samarbeid mellom avdelinger, spesielt mellom kjeve- og ansiktskirurgiske avdelinger og akuttmottak, er avgjørende for å sikre optimal pasientbehandling. Traumer i ansiktet, enten de er utilsiktede eller patologiske, behandles ofte først av akuttmottak før de henvises til spesialister i kjeve- og ansiktskirurgi. En smidig overgang, basert på tett samarbeid, er avgjørende for pasientens sikkerhet og velvære.

1. Felles protokoller og krysstrening :
Det er viktig at akuttmottak og kjeve- og ansiktskirurgiske team har felles protokoller for den innledende behandlingen av ansiktsskader. Dette kan omfatte gjensidig opplæring

der kjeve- og ansiktskirurger deltar på opplæring i akuttmottaket og omvendt.

2. Effektiv kommunikasjon :
Rask utveksling av nøyaktig klinisk informasjon er avgjørende. Bruk av integrerte elektroniske journalsystemer, direkte kommunikasjonskanaler og telemedisinske verktøy kan lette denne utvekslingen.

3. Overføringer og retningslinjer :
Klare prosedyrer for overføring av pasienter mellom avdelinger kan gjøre behandlingen raskere, minimere dobbeltundersøkelser og redusere ventetiden for pasienten.

4. Regelmessige tverrfaglige møter :
Regelmessige møter mellom de to avdelingene gjør det mulig å diskutere saker, utveksle erfaringer og kontinuerlig forbedre rutinene. Møtene bidrar også til en bedre gjensidig forståelse av roller og ansvarsområder.

5. Simuleringsscenarier og praktiske øvelser :
Simuleringer av akutte kjeve- og ansiktsskader kan bidra til å forberede teamene på å samarbeide på en koordinert måte i virkelige situasjoner. Disse simuleringene kan omfatte scenarier som alvorlige ansiktstraumer, store blødninger eller luftveisobstruksjon.

6. Kontinuitet i behandlingen :
Oppfølging etter operasjonen er viktig. Legevakten må holdes informert om resultatet av operasjonen og den postoperative oppfølgingen, slik at de har oversikt over pasientens behandling.

7. Opplæring av pasienter og pårørende :
De to tjenestene bør samarbeide for å gi pasienter og pårørende klar og konsistent informasjon om skadens art, planlagte inngrep og postoperativ behandling.

Samarbeid mellom kjevekirurgiske avdelinger og akuttmottak er en nødvendig allianse for å sikre rask og effektiv pasientbehandling av høy kvalitet. Denne synergien krever åpen kommunikasjon, kontinuerlig opplæring og en gjensidig forståelse av hver avdelings roller og ansvarsområder. Til syvende og sist er det pasienten som har størst nytte av dette tette samarbeidet, gjennom koordinert og optimalisert behandling.

Psykologisk støtte til pasienter og ansatte etter en nødsituasjon

Når det gjelder ansiktstraumer og komplekse kjeve- og ansiktskirurgiske inngrep, er de psykologiske konsekvensene ofte like store som de fysiske. Ansiktsregionen spiller en sentral rolle for personlig identitet, ikke-verbal kommunikasjon og sosial interaksjon. Traumer eller inngrep i dette området kan få store følelsesmessige konsekvenser, både for pasienten og for det medisinske teamet som er involvert. Psykologisk støtte etter en akutt hendelse er derfor avgjørende for full restitusjon.

1. For pasienter :
    Tidlig identifisering: Alle pasienter som gjennomgår kjeve- og ansiktskirurgi bør vurderes med tanke på psykiske plager. Dette gjør det mulig å identifisere tidlige tegn på angst, depresjon eller andre lidelser og gi passende støtte.
    Rådgivning: Rådgivning kan hjelpe pasienten med å forstå og bearbeide følelsene sine. Regelmessig oppfølging med en fagperson kan ta opp spørsmål som selvoppfatning, fysiske bekymringer og sosial reintegrering.

- **Støttegrupper**: Å møte andre som har vært gjennom lignende opplevelser kan gi verdifull innsikt og en følelse av fellesskap.
- **Opplæring**: Å forstå skadens art, tilhelingsprosessen og forventningene etter operasjonen kan redusere angsten.

2. For det medisinske teamet :
    - **Debriefing etter en nødsituasjon**: Etter en spesielt vanskelig eller traumatisk hendelse er det viktig å samle teamet for å diskutere opplevelsen. Dette er en mulighet til å uttrykke følelser, klargjøre hendelser og få støtte fra kolleger.
    - **Opplæring i empatisk kommunikasjon**: Å lære å kommunisere med medfølelse og empati kan hjelpe det medisinske teamet til å samhandle bedre med traumatiserte pasienter og deres familier.
    - **Tilgang til profesjonell støtte**: Psykologer eller sosialarbeidere bør være tilgjengelige for teamet, enten for individuelle samtaler eller støttegrupper.
    - **Stressmestring**: Avspenningsteknikker, meditasjon og andre metoder for stressmestring kan være nyttig for teamet, spesielt etter lange og komplekse operasjoner.

Psykologisk støtte etter en akutt operasjon er en viktig del av behandlingen innen kjeve- og ansiktskirurgi. Mens skader og misdannelser kan leges over tid, krever følelsesmessige arr dedikert omsorg og oppmerksomhet. Ved å ta hensyn til pasientens og teamets emosjonelle velvære kan helingsprosessen bli mer fullstendig, raskere og mer helhetlig.

Kapittel 14

FOREBYGGING OG OPPLÆRING FOR PASIENTER

Forebygging og opplæring er hjørnesteinene i moderne medisin. Innen kjeve- og ansiktskirurgi er de av største betydning, ikke bare for å unngå mulige inngrep, men også for å forberede og informere pasientene før og etter operasjonen. Sammen bidrar disse to elementene til bedre behandling, redusert risiko og bedre resultater.

Når det gjelder forebygging, er det viktig å gjøre pasientene oppmerksomme på risikosituasjoner som kan føre til kjeve- og ansiktstraumer. Det kan dreie seg om råd om trafikksikkerhet, for eksempel bruk av bilbelte og hjelm på tohjulinger, eller viktigheten av å unngå risikofylt atferd, for eksempel kjøring i påvirket tilstand. Og når det gjelder kontaktsport, kan bruk av beskyttelsesutstyr som f.eks. tannbeskyttere forebygge mange skader.

Opplæring foregår gjennom hele pasientens medisinske karriere. Før en operasjon er det viktig å informere pasienten om hva inngrepet går ut på, hvilke fordeler og risikoer det innebærer, og hvilken postoperativ behandling som kreves. Riktig forståelse gjør det mulig for pasienten å ta en aktiv rolle i rekonvalesensen og dermed redusere risikoen for komplikasjoner.

Etter operasjonen spiller opplæring fortsatt en viktig rolle. Pasientene må være godt informert om hvordan de skal behandles hjemme, hvordan de skal gjenkjenne tegn på infeksjon eller andre komplikasjoner, og hva de skal gjøre for å sikre optimal rekonvalesens. Opplæringen omfatter også informasjon om riktig ernæring, smertebehandling og eventuelle komplementære behandlingsformer som kan bidra til bedring.

Når forebygging og opplæring er godt integrert i behandlingsforløpet, utgjør de en sterk allianse. De bidrar ikke bare til å minimere antall inngrep, men sikrer også at hvert inngrep er så sikkert og effektivt som mulig. Pasientene er da bedre forberedt, mer selvstendige og ofte mer fornøyde med prosessen og resultatene. Det er derfor viktig at alle som jobber med kjeve- og ansiktskirurgi, ser på disse to aspektene som en integrert del av oppdraget sitt, for å sikre pasientenes velvære og optimale helse.

Forebygging av ansiktstraumer

Ansiktet, som er sete for vår identitet og vårt uttrykk, er også en anatomisk kompleks region som er spesielt sårbar for skader. Ansiktstraumer kan være ødeleggende både funksjonelt og estetisk. Det er derfor viktig å implementere forebyggende strategier for å redusere forekomsten og alvorlighetsgraden av slike skader.

1. Øke bevisstheten om trafikksikkerhet :
En stor andel av ansiktsskadene skyldes trafikkulykker. Det er viktig å fremme bruk av bilbelte og hjelm for syklister og motorsyklister. Det er også viktig å innprente viktigheten av å ikke kjøre i alkohol- eller narkotikapåvirket tilstand eller når man er trøtt.

2. Sport og fritidsaktiviteter:
Kontaktsporter som rugby, hockey og boksing gir økt risiko for ansiktsskader. Bruk av tannbeskyttere, hjelmer med ansiktsbeskyttelsesgitter og annet spesifikt utstyr kan forhindre en stor del av disse skadene. Trenere og idrettsorganisasjoner er ansvarlige for å oppmuntre til og implementere disse sikkerhetstiltakene.

3. Arbeidsmiljø :
I visse yrker, for eksempel i byggebransjen eller industrien, er risikoen for ansiktsskader høyere. Bruk av vernebriller, hjelm og maske kan redusere denne risikoen betraktelig. Regelmessig opplæring i sikkerhet og forebygging på arbeidsplassen er viktig.

4. Forebygging i hjemmet :
Mange ulykker skjer i hjemmet. Enten det dreier seg om fall, ulykker med verktøy eller hendelser på kjøkkenet, kan

det å være oppmerksom på farene i hjemmet og ta enkle forholdsregler forhindre mange skader.

5. Bevisstgjøring av lokalsamfunnet:
Utdanning og bevisstgjøring spiller en viktig rolle i forebyggingen. Lokale kampanjer, workshoper og skoleprogrammer om traumeforebygging kan ha stor effekt.

6. Forskning og innovasjon:
Løpende sikkerhetsforskning, for eksempel utvikling av hjelmer med bedre ytelse eller sikrere kjøretøy, bidrar også til å redusere ansiktsskader.

Å forebygge ansiktsskader er ikke bare et spørsmål om sunn fornuft eller individuell forsiktighet. Det krever en flerdimensjonal tilnærming som omfatter utdanning, bevissthet, forskning og implementering av strenge sikkerhetsforskrifter. Ved å jobbe sammen kan vi redusere antall skader og konsekvensene av dem betydelig, og dermed bevare alles helse og livskvalitet.

Opplæring i postoperativ behandling

Når en pasient gjennomgår kjeve- og ansiktskirurgi, er den postoperative fasen like viktig som selve operasjonen for å sikre optimal rekonvalesens. Det er viktig å informere pasienten og eventuelt hans eller hennes nærmeste pårørende for å sikre at riktig postoperativ behandling følges og at risikoen for komplikasjoner minimeres.

1. Smertebehandling :
Et av de største problemene etter operasjonen er smerte. Det er viktig å informere pasienten om hvilke smertestillende midler som er foreskrevet, doseringen, eventuelle bivirkninger og hvor lenge de skal tas. Det er også viktig å rapportere om overdrevne eller langvarige smerter.

2. Pleie av såret :
Det opererte området krever spesiell pleie for å forebygge infeksjon og fremme tilheling. Det er viktig med klare instruksjoner om hvordan såret skal rengjøres, hvor ofte det skal forbindes og hvilke tegn på infeksjon man skal være oppmerksom på (rødhet, varme, purulent utflod).

3. Kosthold og munnhygiene :
Avhengig av operasjonens art kan det være nødvendig med kostholdsrestriksjoner. Det kan gis anbefalinger om type mat, konsistens (flytende, myk) og råd om munnhygiene etter operasjonen, for eksempel bruk av antiseptisk munnskyllevann eller riktig pusseteknikk.

4. Fysisk aktivitet og hvile :
For å unngå belastning eller trykk på det opererte området bør det være klart definert hva som er riktig aktivitetsnivå etter operasjonen. Det er viktig med retningslinjer for hvor lenge man skal hvile, hvilke aktiviteter man skal unngå, og når man kan gjenoppta trening eller begynne å jobbe igjen.

5. Medisinsk oppfølging og kontroller :
Pasientene må informeres om nødvendige postoperative konsultasjoner, undersøkelser eller rehabiliteringsopphold for å sikre at rekonvalesensen går som planlagt.

6. Advarselstegn :
Det er viktig å gjøre pasientene oppmerksomme på tegn som indikerer mulige komplikasjoner, for eksempel kraftig blødning, plutselig hevelse, intense smerter, nummenhet eller pusteproblemer.

7. Psykologiske aspekter :
Kjeve- og ansiktskirurgi kan ha estetiske implikasjoner, og det er viktig å ta opp spørsmålet om selvoppfatning etter operasjonen, oppmuntre pasienten til å diskutere følelsene sine og, om nødvendig, vurdere psykologisk støtte.

Postoperativ opplæring er en viktig del av den kirurgiske behandlingen. Tydelig kommunikasjon, egnede opplæringsressurser og regelmessig oppfølging sørger for at pasientene er godt rustet til å navigere i den postoperative perioden, noe som sikrer best mulig resultat for deres helse og velvære.

Øke bevisstheten om risikoen forbundet med tobakk, alkohol og andre faktorer.

Kjeve- og ansiktskirurgi er en spesialitet som fokuserer på et spesielt følsomt område av menneskekroppen: ansiktet og munnen. Eksterne faktorer som røyking, overdrevent alkoholkonsum og andre stoffer kan ha en direkte innvirkning på munn- og ansiktshelsen og på hvor vellykket et kirurgisk inngrep blir.

1. Tobakk: en stille trussel
Røyking er en av munnhelsens største fiender. Ikke bare er det en viktig årsak til kreft i munnhulen, men det hindrer også kroppens evne til å heles etter en operasjon.

Effekter på munnhelsen: I tillegg til kreft er røyking knyttet til periodontitt, misfarging av tenner og dårlig ånde.

Risiko etter operasjonen: Røykere har økt risiko for komplikasjoner etter operasjonen, blant annet infeksjoner, arrdannelse og mindre estetisk tiltalende resultater.

2. Alkohol: ikke bare et leverproblem
For høyt alkoholforbruk er ikke bare skadelig for leveren, det kan også ha katastrofale konsekvenser for munn- og kjevehelsen.

Effekter på munnhelsen: Alkohol tørker ut munnen og fremmer bakterievekst. Det er også en risikofaktor for kreft i munnhulen, særlig i kombinasjon med røyking.

Kirurgiske konsekvenser: Alkoholinntak kan øke blødningene under og etter operasjonen. Det kan også interagere med foreskrevne medisiner og påvirke tilhelingen.

3. Andre faktorer å ta hensyn til
I tillegg til tobakk og alkohol kan også andre stoffer og annen atferd skade kjeve- og ansiktshelsen. Narkotika, dårlig kosthold og forsømt munnhygiene kan forverre eksisterende tilstander eller skape nye.

4. Forebygging som første forsvarslinje
Det er viktig å informere pasientene om farene ved tobakk, alkohol og andre risikofaktorer. Ved å informere om risikoene, tilby ressurser for å slutte å røyke eller redusere alkoholforbruket og oppmuntre til en sunn livsstil, spiller sykepleiere en avgjørende rolle i forebyggingen av kjeve- og ansiktsproblemer.

Kjeve- og ansiktskirurgi stopper ikke på operasjonsstuen. Forebygging, opplæring og bevissthet om modifiserbare risikoer er en viktig del av pasientbehandlingen. Med en proaktiv tilnærming er det mulig å redusere antall tilfeller som krever inngrep og forbedre pasientenes livskvalitet betraktelig.

Kapittel 15

INFEKSJONER OG KOMPLIKASJONER POSTOPERATIV

Gjenkjenne tidlige tegn på infeksjon

Menneskekroppen har en utrolig evne til å helbrede seg selv, men under visse omstendigheter kan en skade, operasjon eller sykdom føre til infeksjon. Innenfor kjeve- og ansiktskirurgi, som i andre medisinske spesialiteter, er det viktig å behandle infeksjoner raskt for å forhindre mer alvorlige komplikasjoner. For å gjøre dette er det viktig å gjenkjenne tidlige tegn på infeksjon.

1. Rødhet og lokal varme
Et av de første tegnene på infeksjon er rødhet i huden rundt det berørte området. Dette er ofte forbundet med en følelse av varme ved berøring. Disse symptomene skyldes økt blodtilførsel til det infiserte området, kroppens naturlige forsvarsmekanisme.

2. Hevelse eller ødem
Hevelse er ofte et tegn på opphopning av væske, immunceller og bakterier i det berørte området. Ved kjeve- og ansiktskirurgi kan dette forekomme rundt munnen, på halsen eller i ansiktet.

3. Smerte eller økt følsomhet
Smerte er kroppens reaksjon på et angrep. Et infisert område er ofte smertefullt ved berøring eller spontant. Smertene kan øke etter hvert som infeksjonen utvikler seg.

4. Pus eller utflod
Tilstedeværelse av puss er et tydelig tegn på infeksjon. Det er en tykk væske, ofte hvit, gul eller grønn, som inneholder immunceller, døde bakterier og levende eller dødt vev.

5. Feber og frysninger
Feber er kroppens reaksjon på en infeksjon. Den hjelper kroppen med å bekjempe bakterier eller virus ved å skape et miljø som er mindre gunstig for deres formering. Kulderystelser er ofte et tegn på en rask økning i kroppstemperaturen.

6. Tretthet eller generell uvelhet
Når kroppen kjemper mot en infeksjon, er det vanlig å føle seg trøtt eller generelt uvel.

7. Dårlig ånde eller ubehagelig smak i munnen
Hvis du har en infeksjon i munnen, kan oppblomstring av bakterier føre til dårlig ånde eller en ubehagelig smak i munnen.

Å gjenkjenne tidlige tegn på infeksjon er avgjørende for rask og effektiv behandling. Ved kjeve- og ansiktskirurgi, der ansiktet og munnen står på spill, er dette spesielt viktig. Det er derfor viktig at pasienter, sykepleiere og leger er oppmerksomme på disse symptomene, tar dem på alvor og behandler dem raskt for å unngå komplikasjoner.

Protokoller for infeksjonshåndtering

Kjeve- og ansiktskirurgi, som fokuserer på ansiktets og munnens viktige strukturer, krever spesiell oppmerksomhet når det gjelder forebygging og behandling av infeksjoner. En infeksjon i dette området kan raskt bli alvorlig på grunn av nærheten til luftveiene, nervene og de store blodårene. Her er en oversikt over protokollene for infeksjonshåndtering som er spesifikke for denne spesialiteten.

1. Preoperativ forebygging

    Antibiotikaprofylakse: Administrering av antibiotika før operasjonen for å redusere risikoen for postoperativ infeksjon, spesielt ved større operasjoner eller hos pasienter med nedsatt immunforsvar.

    Forberedelse av **huden**: grundig rengjøring og antiseptisk behandling av operasjonsområdet med egnede antiseptiske løsninger.

2. Tidlig identifisering
   Regelmessig overvåking: Daglig undersøkelse for tegn på infeksjon som rødhet, varme, hevelse, smerte eller pussutflod.
   Laboratorietester: Foreskriving av blodprøver for å oppdage en økning i hvite blodlegemer eller andre tegn på infeksjon.
3. Aktiv forvaltning
   Dyrkning og resistensbestemmelse: Prøvetaking av utflod eller puss for å identifisere patogenet og bestemme det mest hensiktsmessige antibiotikumet.
   Målrettet antibiotikabehandling: Initiering eller justering av antibiotika i henhold til resultatene av antibiogrammet for å sikre effektiv virkning mot de aktuelle bakteriene.
   Kirurgisk drenasje: I noen tilfeller er det nødvendig å fjerne puss eller infisert væske for å redusere bakteriebelastningen og forbedre effekten av antibiotika.
4. Lokal omsorg
   Regelmessig rengjøring: Bruk milde rengjøringsmidler for å holde området rent.
   Antimikrobielle bandasjer: Bruk av bandasjer impregnert med antimikrobielle midler for å redusere bakterievekst.
   Beskyttelse: Sørg for at det infiserte området er godt beskyttet for å forhindre ytterligere kontaminering.
5. Postoperativ oppfølging
   Pasientopplæring: Informer pasienten om tegn på infeksjon og viktigheten av regelmessig postoperativ overvåkning.
   Oppfølgingsbesøk: Undersøk pasienten regelmessig for å sikre at infeksjonen er over og for å forutse eventuelle tegn på komplikasjoner.
6. **Ny vurdering**

Hvis infeksjonen vedvarer eller forverres til tross for all behandling, er det nødvendig med en fullstendig revurdering. Dette kan innebære ytterligere kirurgi, endringer i antibiotika eller ytterligere undersøkelser for å identifisere en mulig underliggende årsak.

Infeksjonshåndtering innen kjeve- og ansiktskirurgi er avgjørende for pasientens sikkerhet og velvære. Kombinasjonen av grundig forebygging, tidlig identifisering og aktiv infeksjonshåndtering, forsterket av pasientopplæring og tett postoperativ oppfølging, er nøkkelen til å minimere risikoen og sikre best mulig resultat.

Spesifikke komplikasjoner
Kjeve- og ansiktskirurgi

Kjeve- og ansiktskirurgi, som fokuserer på ansikt, kjeve og munn, byr på spesielle utfordringer og er utsatt for spesifikke komplikasjoner. Her tar vi en titt på disse komplikasjonene, som det er viktig at alle som jobber på dette feltet er klar over.

1. Blødning og hematom
   Opprinnelse: Ansiktet og halsen er fulle av blodårer, noen av dem av stor betydning. Skader på disse karene kan føre til betydelige blødninger.
   Behandling: Lokal kompresjon, kirurgisk revisjon for ligering og noen ganger blodtransfusjon.
2. Infeksjon
   Opprinnelse: Til tross for aseptiske protokoller er det fortsatt risiko for infeksjon, særlig på grunn av nærheten til munnhulen, som er naturlig kolonisert av bakterier.
   Behandling: Antibiotikabehandling, kirurgisk drenasje og lokal pleie.

3. Vevsnekrose

   Opprinnelse: Dårlig postoperativ vaskularisering kan svekke vevets overlevelse.

   Behandling: Reintervensjon, lokal pleie og i noen tilfeller rekonstruksjonsprosedyrer.

4. Nerveskade

   Opprinnelse: Ansiktsnervene, spesielt ansiktsnerven, kan skades under operasjoner, noe som kan føre til lammelser eller parestesier.

   Behandling: Observasjon, fysioterapi og noen ganger rekonstruktiv kirurgi.

5. Estetiske problemer og asymmetrier

   Opprinnelse: Til tross for de forholdsregler som er tatt, kan en operasjon resultere i skjemmende arr eller asymmetrier.

   Behandling: Kirurgiske revisjoner, laserbehandlinger, fyllingsterapi og psykologisk støtte.

6. Okulære komplikasjoner

   Opprinnelse: Kirurgi nær orbita kan føre til komplikasjoner som ektropion, entropion eller til og med direkte okulære lesjoner.

   Behandling: Medisinsk behandling, vernebriller, øyekirurgi.

7. Pustevansker

   Opprinnelse: Operasjoner i kjeven eller i nærheten av luftveiene kan føre til ødem eller obstruksjon.

   Behandling: Overvåking på intensivavdeling, intubering eller trakeostomi i nødstilfeller.

8. Malokklusjon

   Opprinnelse: Det kan oppstå problemer med tannstillingen etter en kjeveoperasjon.

   Behandling: Kjeveortopedi, tannregulering eller korrigerende kirurgi.

9. Orosinus eller oroantrale fistler

   Opprinnelse: Dette er unormal kommunikasjon mellom munnen og bihulene eller nesehulen.

Behandling: Kirurgisk lukking, antibiotika og egnet tannpleie.

Hver kjeve- og ansiktskirurgi er unik, og risikoen for komplikasjoner varierer avhengig av inngrepet, pasienten og omstendighetene. Inngående kunnskap om potensielle komplikasjoner, kombinert med upåklagelig kirurgisk teknikk, grundige forberedelser og nøye postoperativ overvåking, er avgjørende for å optimalisere resultatene og pasientsikkerheten.

Kapittel 16

UTFORDRINGENE VED REHABILITERING OG FYSIOTERAPI

Vurdering og implementering rehabiliteringsplaner

Kunsten å utføre kjeve- og ansiktskirurgi stopper ikke i operasjonssalen. Rehabilitering, som er den avgjørende fasen etter enhver kirurgisk operasjon, krever grundig vurdering og implementering av skreddersydde planer for å sikre optimal tilheling og en gradvis tilbakevending til det normale for pasienten.

1. Innledende postoperativ vurdering
   - **Klinisk undersøkelse**: En grundig vurdering av operasjonsstedet er viktig for å oppdage eventuelle tidlige tegn på komplikasjoner.
   - **Smertevurdering**: Smertebehandling er et grunnleggende aspekt ved rekonvalesens. Regelmessig vurdering ved hjelp av smerteskalaer gjør det mulig å justere den smertestillende behandlingen.
   - **Funksjonsvurdering**: Vurdering av tygge-, tale- og respirasjonsfunksjoner er avgjørende for å forstå pasientens umiddelbare rehabiliteringsbehov.
2. Utarbeide en rehabiliteringsplan
   - **Funksjonell rehabilitering**: Pasienten deltar i målrettede øvelser for å gjenopprette funksjon, enten det gjelder kjevebevegelser, tale eller andre orofaciale funksjoner.
   - **Sårpleie**: Råd om rengjøring, bandasjering og overvåking av sår kan bidra til å forebygge komplikasjoner og fremme rask tilheling.
   - **Tilpasset ernæring**: Tilby en tilpasset diett, ofte myk eller flytende, som utvikles etter hvert som restitusjonen skrider frem.
3. Overvåking og revurderinger
   - **Regelmessige konsultasjoner**: Postoperative **konsultasjoner** brukes til å vurdere fremdriften i

rekonvalesensen, oppdage eventuelle komplikasjoner og justere rehabiliteringsplanen.

Se etter senkomplikasjoner: Problemer som ankylose i leddene, dysfunksjon i tannsettet eller estetiske problemer kan oppstå uker eller måneder etter operasjonen.

4. Psykologisk støtte

   Følelsesmessige konsekvenser: Kjeve- og ansiktskirurgi kan ha en betydelig innvirkning på kroppsbildet. Det er viktig å tilby psykologisk støtte for å hjelpe pasientene med å akseptere og tilpasse seg disse endringene.

   Støttegrupper: Ved å henvise pasienter til støttegrupper eller andre ressurser i lokalsamfunnet kan man gi dem perspektiv og mestringsstrategier.

5. Tverrfaglig samarbeid

   Teamarbeid: Logopeder, fysioterapeuter, ernæringsfysiologer, psykologer og andre fagpersoner kan spille en viktig rolle i rehabiliteringsplanen.

   Deling av informasjon: Ved å sikre god kommunikasjon mellom alle som er involvert i behandlingen av en pasient, er det mulig å gi en helhetlig behandling.

Rehabilitering etter kjeve- og ansiktskirurgi er en vei full av hindringer og utfordringer. Men med en grundig vurdering, en skreddersydd behandlingsplan, et dedikert team og pasientstøtte kan resultatene ikke bare bli funksjonelle, men også livsforandrende og gi pasientene tilbake troen på seg selv og fremtiden.

Spesialiserte fysioterapiteknikker

Kjeve- og ansiktskirurgi, som fokuserer på ansiktets, kjevens og halsens struktur og funksjon, kan etterlate pasienter med funksjonsbegrensninger, smerter eller kosmetiske problemer etter operasjonen. Fysioterapi spiller en viktig rolle i den postoperative rehabiliteringen, der målet er å gjenopprette funksjon, redusere smerte og optimalisere det estetiske utseendet.

1. Manuell behandling
    Leddmobilisering: Disse teknikkene tar sikte på å gjenopprette normal bevegelighet i kjeveledd og nakkeledd.
    Myofasciell massasje: Ved å fokusere på å løse opp spenninger og sammenvoksninger i fasciene kan denne teknikken forbedre vevets bevegelighet og redusere smerter.
2. Terapeutiske øvelser
    Rehabilitering av tyggemuskulaturen: Spesifikke øvelser for å styrke og forbedre koordinasjonen av tyggemuskulaturen.
    Svelgerehabilitering: For pasienter med postoperative svelgevansker.
    Holdnings- og nakkestillingsøvelser: Oppmuntrer til optimal holdning for å redusere unødvendige spenninger i det opererte området.
3. Nevromuskulære teknikker
    Elektroterapi: Bruk av elektrisk strøm for å stimulere muskelsammentrekning, redusere smerte og fremme helbredelse.
    Biofeedback: En teknikk der pasientene får sanntidsinformasjon om muskelfunksjonen sin, noe som hjelper dem med å forbedre kontrollen.
4. Manuell lymfedrenasje
    Reduksjon av ødem: Ved hjelp av skånsomme, rytmiske bevegelser får terapeuten overflødig væske til å renne ut av det opererte området, slik at hevelsen reduseres.
5. Termiske teknikker
    Kryoterapi: Bruk av is kan bidra til å redusere betennelse og postoperative smerter.

- **Termoterapi**: Varme kan få anspente muskler til å slappe av og forbedre blodsirkulasjonen i det opererte området.

6. Pasientopplæring

   Strategier for egenmestring: Opplæring av pasienter i teknikker de kan bruke hjemme for å håndtere smerter, bevegelighet og andre symptomer.

   Forebyggende råd: Råd om kroppsholdning, søvnvaner og tøyningsteknikker for å unngå eventuelle tilbakefall eller komplikasjoner.

Spesialisert fysioterapi for pasienter som har gjennomgått kjeve- og ansiktskirurgi er et dynamisk samarbeid mellom terapeut og pasient. Ved å kombinere klinisk utprøvde teknikker med personlig tilpasset opplæring får pasientene de verktøyene og ferdighetene de trenger for å bli helt friske og vende tilbake til et normalt liv.

Samarbeid med logopeder og andre terapeuter

Kjeve- og ansiktskirurgi har en spesiell plass i medisinens store verden, og berører både estetikk og ansiktets grunnleggende funksjon. Kompleksiteten i denne spesialiteten krever et sømløst tverrprofesjonelt samarbeid. Logopeder, som er spesialister på tale- og svelgeforstyrrelser, er blant de viktigste aktørene i dette tverrfaglige teamet.

Pasienter som har gjennomgått kjeve- og ansiktskirurgi kan få ettervirkninger som påvirker tale- og svelgeevnen. Logopedens inngripen er derfor avgjørende. Ved hjelp av spesifikke teknikker arbeider logopeden med å gjenopprette og optimalisere disse viktige funksjonene, noe som har en direkte innvirkning på pasientens livskvalitet. Det er ikke uvanlig at pasienter opplever ubehag, endringer i stemmen eller problemer med å artikulere etter en operasjon. Takket være logopedens ekspertise settes det opp et personlig tilpasset program som tar sikte på å gjenopprette flytende tale og enkel svelging.

Men samarbeidet stopper ikke der. Postoperativ behandling innen kjeve- og ansiktskirurgi involverer ofte en rekke ulike faggrupper. Fysioterapeuter spiller for eksempel en viktig rolle i den funksjonelle rehabiliteringen og jobber med nakke- og kjevemobilitet, mens ernæringsfysiologer sørger for at pasientens kosthold er tilpasset tygge- og svelgeevnen. Psykologer kan også være involvert for å gi emosjonell støtte i møte med de utfordringene og endringene pasienten kan oppleve.

Denne synergien mellom helsepersonell garanterer en helhetlig pasientbehandling, der alle detaljer og alle mulige komplikasjoner blir forutsett og håndtert. Sykepleierens rolle i dette samarbeidet er sentral. Som bærebjelken i pleiekoordineringen er de i direkte kontakt med hver enkelt av disse spesialistene og sørger for en smidig og effektiv kommunikasjon, noe som er avgjørende for et vellykket behandlingsforløp.

Kjeve- og ansiktskirurgi er langt fra et isolert inngrep, men en del av en helhetlig tilnærming der alle fagpersoner - fra logoped til fysioterapeut, fra ernæringsfysiolog til psykolog - bidrar på hver sin måte for å gi pasientene best mulig livskvalitet.

Kapittel 17

SMERTEBEHANDLING

Vurdering av smerte

Smerte er en ubehagelig sensorisk og emosjonell opplevelse forbundet med faktisk eller potensiell vevsskade. Ved kjeve- og ansiktskirurgi er nøyaktig vurdering av smerte grunnleggende, ikke bare for å sikre pasientens komfort, men også for å forebygge mulige postoperative komplikasjoner. Denne vurderingen må være flerdimensjonal og ta hensyn til smertens intensitet, lokalisering, art og varighet, samt dens innvirkning på pasientens livskvalitet.

Smerteintensitet måles ofte ved hjelp av verbale, numeriske eller visuelle skalaer, noe som gir pasientene mulighet til å kvantifisere hvordan de føler seg. Et enkelt "Fra 0 til 10, hvordan vil du rangere smertene dine?" kan gi verdifull informasjon til det medisinske teamet. Disse skalaene har imidlertid sine begrensninger, særlig når det gjelder barn, eldre eller personer med kommunikasjonsvansker.

Smertenes lokalisering gjør det mulig å fastslå hvor problemet oppstår. Ved kjeve- og ansiktskirurgi kan smertene oppstå i kjeven, tennene, tannkjøttet, ansiktet eller det omkringliggende bløtvevet. Nøyaktig smertekartlegging gjør det lettere å stille diagnose og gi riktig behandling.

Arten av smerte, enten den er stikkende, dunkende, dump eller akutt, kan tyde på ulike etiologier. Postoperative smerter er ofte akutte og avtar med tiden, mens kroniske smerter kan være tegn på en komplikasjon eller underliggende patologi.

Vurderingen må også ta hensyn til hvordan smertene påvirker pasientens dagligliv: søvnforstyrrelser, spise- og talevansker, humørsvingninger osv. Selv om disse faktorene er subjektive, er de avgjørende for å kunne tilpasse behandlingen og gi helhetlig omsorg.

Til slutt er det viktig å vurdere smertene regelmessig, spesielt etter operasjonen. Utviklingen av smerte, intensivering eller demping, kan gi indikasjoner på tilhelingsprosessen eller om det har oppstått komplikasjoner.

Sykepleieren spiller her en sentral rolle og er ofte pasientens første kontaktpunkt. Ved å være tett på og tilgjengelig kan de innhente presis informasjon, berolige pasienten og justere den smertestillende behandlingen ved behov. I tett samarbeid med det medisinske teamet spiller sykepleierne en aktiv rolle i smertevurderingen og -behandlingen, og sørger for at pasienter med kjeve- og ansiktskirurgi får optimal behandling.

Spesifikke smertestillende protokoller

Smertebehandling er avgjørende innen kjeve- og ansiktskirurgi, ikke bare for å sikre pasientens komfort, men også for å fremme rask og effektiv rekonvalesens. Smertestillende protokoller som er spesifikke for denne spesialiteten, tar hensyn til operasjonens art og omfang, samt pasientens individuelle behov.

Innledende smertevurdering :
Før et smertestillende middel gis, er det viktig å foreta en fullstendig smertevurdering. Dette gjør det mulig å fastslå smertens intensitet, lokalisering og karakter. Vurderingsskalaer, som for eksempel visuell analog skala (VAS), er uvurderlige verktøy i denne sammenheng.

Multimodal analgesi :
Den multimodale tilnærmingen innebærer å kombinere ulike smertestillende legemidler for å optimalisere smertelindringen og samtidig minimere bivirkningene. For eksempel kan et ikke-steroidalt antiinflammatorisk legemiddel (NSAID) kombineres med paracetamol, eller til og med opioider ved mer intense smerter.

Nerveblokader :
Ved noen operasjoner kan en nerveblokk brukes til å bedøve et bestemt område i ansiktet. Dette reduserer ikke bare den postoperative smerten, men også behovet for andre smertestillende midler.

Opioider :
Ved sterke smerter kan opioider som morfin, fentanyl eller oksykodon forskrives. På grunn av opioidenes avhengighetspotensial og bivirkninger (kvalme, forstoppelse, døsighet osv.) må bruken overvåkes nøye.

Ta hensyn til legemiddelinteraksjoner :
Noen pasienter kan ta medisiner for andre tilstander. Det er derfor viktig å vurdere mulige interaksjoner mellom analgetika og disse legemidlene.

Håndtering av bivirkninger :
Administrering av smertestillende midler kan føre til bivirkninger. Regelmessig overvåking gjør det mulig å oppdage disse tidlig og justere behandlingen deretter.

Regelmessig revurdering :
Smertene må vurderes regelmessig, og den smertestillende behandlingen må tilpasses etter smerteutviklingen og pasientens behov.

Pasientopplæring :
Det er viktig å informere pasientene om smertebehandling i hjemmet, inkludert viktigheten

av å overholde de foreskrevne dosene og rapportere eventuelle bivirkninger.

Sykepleiere innen kjeve- og ansiktskirurgi spiller en viktig rolle i implementeringen og overvåkningen av smertestillende protokoller. Ved å lytte til pasientene og bruke sin ekspertise sørger de for at de har det bra og garanterer optimal, personlig smertebehandling.

Ikke-medikamentelle teknikker smertebehandling

Smerte er et komplekst fenomen som kan påvirkes av fysiologiske, psykologiske og sosiale faktorer. Selv om medikamenter er førstevalg ved postoperativ smertebehandling innen kjeve- og ansiktskirurgi, blir det stadig vanligere å supplere den medikamentelle behandlingen med ikke-medikamentelle teknikker. Disse teknikkene har den fordelen at de reduserer behovet for analgetika, minimerer bivirkningene og gir pasientene en helhetlig smertebehandling.

Manuelle terapier :
Massasje: Denne teknikken bidrar til å få musklene til å slappe av, forbedrer blodsirkulasjonen og fremmer utskillelsen av endorfiner, kroppens naturlige smertestillende midler.
Fysioterapi: Spesifikke bevegelser og mobiliseringsøvelser kan bidra til å lindre smerter og forebygge postoperativ stivhet.
Kognitiv atferdsterapi :
Avspenning og dyp pusting: Disse teknikkene bidrar til å redusere stress, angst og muskelspenninger, som alle kan forsterke smerteopplevelsen.

Medisinsk hypnose: Dette endrer smerteoppfatningen og gjør det lettere å slappe av.

Distraksjonsteknikker :

Musikkterapi: Å lytte til musikk eller delta i musikkterapi kan redusere smerte og angst.

Virtuell virkelighet: Opplevelse av et virtuelt miljø kan distrahere pasienten fra smertene.

Transkutan elektrisk stimulering (TENS) :

Denne teknikken bruker elektriske impulser for å stimulere nervene og blokkere smerteoverføringen.

Termoterapi og kryoterapi :

Varme kan få musklene til å slappe av og forbedre blodsirkulasjonen, noe som bidrar til å lindre smerter.

Bruk av kulde kan redusere betennelsen og bedøve det smertefulle området.

Akupunktur og akupressur :

Disse tradisjonelle kinesiske teknikkene kan bidra til å lindre smerter ved å stimulere spesifikke punkter på kroppen.

Biofeedback :

Ved hjelp av denne teknikken lærer pasientene å kontrollere visse fysiologiske funksjoner (f.eks. hjertefrekvensen) for bedre å kunne håndtere smertene.

Aromaterapi :

Bruk av spesifikke eteriske oljer kan bidra til å redusere smerte og angst.

Ved å innlemme disse ikke-medikamentelle teknikkene i pleieplanene kan sykepleiere innen kjeve- og ansiktskirurgi tilby pasientene helhetlig smertebehandling. Det er imidlertid viktig å skreddersy denne behandlingen etter pasientens behov og preferanser, og regelmessig vurdere hvor effektiv den er.

Kapittel 18

KJEVE- OG ANSIKTSKIRURGI FOR BARN

Anatomiske forskjeller og fysiologi hos barn

Behandlingen av barn innen kjeve- og ansiktskirurgi byr på spesielle utfordringer på grunn av de anatomiske og fysiologiske forskjellene som skiller dem fra voksne. En grundig forståelse av disse forskjellene er avgjørende for å kunne gi riktig og trygg behandling til de yngste pasientene.

- Hodeskalle og ansikt :
    - **Fontaneller**: Spedbarn fødes med myke områder på hodeskallen, såkalte fontaneller, som gradvis lukkes etter hvert som de vokser.
    - **Proporsjoner** : Et barns hode er proporsjonalt større enn en voksens i forhold til resten av kroppen.
    - **Bihuler**: De frontale bihulene begynner først å utvikle seg etter toårsalderen og er ikke ferdig utviklet før i ungdomsårene.
- Tannsett :
    - Barn har et første tannsett, melketennene, som gradvis faller ut for å gi plass til det permanente tannsettet.
    - Tannfrembrudd kan variere betydelig fra barn til barn.
- Luftveier :
    - **Størrelse**: Barns luftveier er smalere, noe som gjør dem mer utsatt for obstruksjoner.
    - **Epiglottis**: Større og mindre fleksibel hos barn, noe som øker risikoen for obstruksjon.
    - **Tunge**: Forholdsmessig større enn munnen.
- Sirkulasjonssystemet :
    - **Hjertefrekvens**: Barn har høyere hjertefrekvens og et høyere basalstoffskifte.

Blodvolum: Selv minimalt blodtap under en operasjon kan få alvorlige konsekvenser for barnet på grunn av det lave totale blodvolumet.

Bein og bløtvev :

Benvekst: Vekstplater (epifyser) er områder med aktivt bruskvev der benveksten skjer og som er følsomme for skader.

Vevselastisitet: Barns hud og vev er mer elastisk, noe som kan påvirke suturteknikken.

Fysiologisk respons :

Barn kan ha en annen fysiologisk respons på legemidler, noe som kan gjøre det nødvendig å justere doseringen.

Deres evne til å regulere temperaturen er mindre utviklet, noe som gjør dem mer sårbare for temperaturvariasjoner.

Kognitiv og emosjonell utvikling :

Barn forstår ikke alltid hva som skjer med dem, noe som kan føre til angst.

Det kan være vanskelig for dem å kommunisere smerte eller ubehag.

Blant annet disse forskjellene krever spesialisert opplæring for fagpersoner som arbeider med kjeve- og ansiktskirurgi på barn. Behandlingen må ikke bare tilpasses barnets anatomiske og fysiologiske behov, men også barnets psykologiske og emosjonelle behov.

Spesifikke utfordringer pediatrisk behandling

Kjeve- og ansiktskirurgi på barn er et delikat område som krever spesiell ekspertise. I tillegg til anatomiske og fysiologiske forskjeller er det mange andre utfordringer som er unike for barnebehandling på dette området.

Begrenset forståelse :
 Det kan hende at barn ikke forstår hvorfor de skal opereres, noe som gjør forberedelsene til operasjonen vanskeligere. Det er viktig å forklare på en måte som er tilpasset barnets alder og forståelsesnivå.

Håndtering av angst :
 Operasjonssalen kan være et skremmende miljø for et barn. Frykt for det ukjente, atskillelse fra foreldrene og eksponering for kirurgiske instrumenter kan føre til stor angst.

Farmakologiske betraktninger :
 Barn reagerer annerledes på legemidler enn voksne. Dosering, administrering og overvåking av bivirkninger krever spesiell oppmerksomhet.

Kommunikasjon :
 Avhengig av alder kan det hende at barn ikke er i stand til å uttrykke smerte eller ubehag tydelig, noe som krever egnede vurderingsmetoder.

Informert samtykke :
 Selv om eldre barn kan være med på å ta avgjørelser, er det vanligvis foreldrene eller de foresatte som gir sitt samtykke. Dette kan noen ganger føre til komplekse situasjoner der barnets ønsker avviker fra foreldrenes.

Langsiktige konsekvenser :
 Kirurgiske inngrep kan ha konsekvenser for barnets fremtidige vekst og utvikling. Det er viktig å ta hensyn til disse konsekvensene når man planlegger et kirurgisk inngrep.

Psykososiale aspekter :
 Arr eller endringer i utseendet kan ha psykososiale konsekvenser for barnet, særlig når det gjelder selvfølelse og sosial integrering.

Familie og venner :
 Foreldre eller slektninger er dypt involvert i barnets omsorg og tilfriskning. Deres støtte,

forståelse og samarbeid er avgjørende, men de kan også trenge emosjonell støtte.

Tverrfaglig koordinering :
Behandling av barn innen kjeve- og ansiktskirurgi krever ofte samarbeid med andre spesialiteter som blant annet pediatri, kjeveortopedi, logopedi og psykologi.

Etiske aspekter :
Etiske dilemmaer kan for eksempel oppstå i forbindelse med kosmetiske inngrep på barn eller større inngrep med betydelig risiko.

Kjeve- og ansiktskirurgi på barn krever større kompetanse, sensitivitet og tilpasningsevne. Pleiepersonalet må ikke bare fokusere på de tekniske aspektene ved operasjonen, men også ta hensyn til de emosjonelle og psykologiske behovene til barnet og familien.

Samarbeid med pediatriske tjenester

Samarbeid mellom kjeve- og ansiktskirurgi og pediatriske tjenester er avgjørende for optimal behandling av unge pasienter. Denne interaksjonen er grunnleggende, ettersom barn har anatomiske, fysiologiske, psykologiske og utviklingsmessige særtrekk som krever en spesifikk tilnærming.

Preoperativ vurdering :
Samarbeidet begynner ofte med en felles preoperativ vurdering. Barnelegen vurderer barnets allmenntilstand, anamnese og eventuelle tilleggslidelser som kan påvirke operasjonen.

Psykologisk forberedelse :
Barnepsykologer kan hjelpe til med å forberede barnet og familien på inngrepet. De kan gi strategier for å håndtere angst og hjelpe barnet med å forstå hva som skal skje.
Tilpasning av protokoller :
Anestesi- og operasjonsprotokoller er tilpasset barns fysiologi. Samarbeidet sikrer at disse protokollene er i samsvar med beste pediatriske praksis.
Kommunikasjon :
Tydelig kommunikasjon er avgjørende. De kirurgiske og pediatriske teamene må dele relevant informasjon om barnets tilstand, de planlagte prosedyrene og de forventede resultatene.
Postoperativ oppfølging :
Etter operasjonen skjer oppfølgingen ofte i fellesskap. Kjeve- og ansiktskirurgen er interessert i resultatet av operasjonen, mens barnelegen følger opp barnet med tanke på eventuelle generelle komplikasjoner.
Rehabilitering og behandling :
I noen tilfeller kan barnet ha behov for rehabilitering, for eksempel hos logoped for tale eller fysioterapeut for muskelfunksjon. Et tett samarbeid sikrer et koordinert behandlingsopplegg.
Tverrfaglige møter:
Regelmessige møter mellom de ulike teamene gjør det mulig å undersøke komplekse tilfeller, diskutere de beste behandlingsalternativene og koordinere behandlingen.
Opplæring og utdanning :
Kontinuerlig opplæring er viktig. Barnemedisinske team kan tilby opplæring i de spesielle sidene ved pediatrisk behandling, mens det kjeve- og ansiktskirurgiske teamet

kan dele kunnskap om spesifikke kirurgiske teknikker.
Felles forskning :
De to avdelingene kan samarbeide om studier og forskning for å forbedre teknikker, resultater og pasientbehandling.

Samarbeid mellom kjeve- og ansiktskirurgi og pediatriske tjenester er avgjørende for å sikre helhetlig behandling av barn. Denne synergien forbedrer ikke bare de kliniske resultatene, men også helhetsopplevelsen for barnet og familien.

Kapittel 19

KRISEHÅNDTERING OG EKSTREME TILFELLER

Reagerer på katastrofer og nødsituasjoner

I en katastrofe- eller nødsituasjon er det viktig å gripe inn raskt og effektivt. Innenfor kjeve- og ansiktskirurgi kan det dreie seg om store ansiktstraumer som følge av ulykker, naturkatastrofer eller væpnede konflikter. Håndtering av slike operasjoner krever spesifikke forberedelser, tverrfaglig koordinering og raske handlingsprotokoller.

- Forberedelser og opplæring :
    Opplæring i nødsituasjoner er avgjørende. Fagfolk må få opplæring i nødprosedyrer, de spesifikke protokollene som skal følges og bruk av spesialutstyr.
- Triage av ofre :
    I katastrofesituasjoner er det viktig med rask triage for å identifisere pasienter som trenger umiddelbar hjelp, de som kan vente, og de som det er nytteløst å behandle. Skader i kjeve- og ansiktsområdet kan kompromittere luftveiene, noe som krever rask inngripen.
- Stabilisering av pasienten :
    Prioriteten er å stabilisere pasienten, sikre frie luftveier, kontrollere blødninger og behandle tilknyttede traumer.
- Akuttkirurgi :
    Komplekse brudd, dype lesjoner og traumer i forbindelse med andre skader kan kreve umiddelbar kirurgi. Inngrepene kan variere fra plassering av dren til rekonstruktiv kirurgi.
- Logistikk og utstyr :
    Det er avgjørende å ha riktig kirurgisk utstyr og opplært personale. I katastrofeområder kan dette innebære mobile kirurgiske enheter,

spesifikke nødsett og effektive kommunikasjonssystemer.
Tverrfaglig koordinering :
   Kjeve- og ansiktskirurgi foregår aldri i et vakuum. Den krever tett samarbeid med andre spesialiteter som anestesi, traumatologi, nevrokirurgi og til og med psykologi.
Postoperativ behandling og rehabilitering :
   Etter den første operasjonen trenger pasientene riktig postoperativ behandling for å forebygge infeksjoner, håndtere smerter og starte rehabiliteringen. I katastrofesituasjoner kan dette være en utfordring på grunn av begrensede ressurser.
Psykososial støtte :
   Fysiske traumer ledsages ofte av psykiske traumer. Psykisk helsepersonell kan hjelpe pasienter med å håndtere sjokk, posttraumatisk stress og rehabilitering.

Tilbakemeldinger og kontinuerlig forbedring:
   Etter hver intervensjon i en katastrofesituasjon er det viktig å debriefe, innhente tilbakemeldinger og justere protokollene for å forbedre fremtidige tiltak.

Evnen til å reagere effektivt i en katastrofesituasjon er et resultat av grundige forberedelser, effektiv koordinering og kontinuerlig trening. Utfordringene er mange, men med en strukturert og samarbeidsorientert tilnærming kan kjeve- og ansiktskirurgiske team gi livsviktig behandling i krisesituasjoner.

Håndtering av ekstreme tilfeller: store brannskader, krigstraumer

Ekstreme tilfeller innen kjeve- og ansiktskirurgi, som alvorlige brannskader eller krigsrelaterte traumer, byr på unike utfordringer. Disse situasjonene krever ikke bare avanserte kirurgiske ferdigheter, men også en helhetlig tilnærming til pasientens medisinske, psykologiske og sosiale behov.

Innledende vurdering :
Ved innleggelse av en pasient med alvorlige skader er det nødvendig med en rask, men grundig vurdering. Dette omfatter sikring av luftveiene, kontroll av alvorlighetsgraden av skadene, avdekking av andre tilknyttede skader og stabilisering av pasienten.

Luftveishåndtering :
Forbrenninger og traumer i ansiktet kan påvirke luftveiene. Det er viktig å sikre stabil pusting, enten ved intubering eller akutt trakeostomi.

Umiddelbar sårbehandling :
Dette innebærer rengjøring, debridering om nødvendig og bandasjering av skadene. Ved brannskader omfatter det også regulering av kroppstemperaturen og forebygging av dehydrering.

Rekonstruktiv kirurgi :
Alvorlige skader kan kreve flere kirurgiske inngrep for å reparere og rekonstruere ansiktsstrukturer. Dette kan omfatte hudtransplantasjoner, fiksering av brudd eller fullstendig rekonstruksjon av deler av ansiktet.

- Ernæringsmessig støtte :
    Svært brannskadde eller traumatiserte pasienter har store ernæringsmessige behov for å støtte tilhelingen. Riktig ernæring, ofte enteral, er avgjørende.
- Smertebehandling :
    Forbrenninger og større traumer er ekstremt smertefulle. God smertebehandling med en kombinasjon av legemidler og andre tiltak er avgjørende for pasientens komfort og rehabilitering.
- Fysisk rehabilitering og terapi :
    Etter den første rekonvalesensen kan pasientene ha behov for fysioterapi for å gjenvinne funksjon og ergoterapi for å gjenvinne daglige ferdigheter.
- Psykologisk støtte :
    Alvorlige traumer kan etterlate like dype psykiske arr som de fysiske. Psykologisk støtte i form av individuell terapi eller gruppeterapi er viktig for å hjelpe pasienten med å takle den nye virkeligheten.
- Sosial reintegrering :
    Når pasienten har stabilisert seg og er på bedringens vei, trenger han eller hun hjelp til å reintegrere seg i samfunnet, enten ved å finne en jobb, tilpasse seg nye fysiske evner eller rett og slett vende tilbake til et normalt liv.
- Utdanning og forebygging :
    Å informere pasienter og pårørende om pågående behandling, potensielle risikoer og forebyggende tiltak kan bidra til å forhindre fremtidige hendelser.

Behandling av ekstreme tilfeller innen kjeve- og ansiktskirurgi er en kolossal oppgave som krever et dedikert medisinsk team og en helhetlig tilnærming. Hvert trinn, fra den innledende operasjonen til rehabiliteringen, er avgjørende for å sikre best mulig bedring og livskvalitet for pasienten.

Psykologisk støtte til teamet i disse intense situasjonene

I det intense og ofte stressende miljøet innen kjeve- og ansiktskirurgi er psykologisk støtte til det medisinske teamet like viktig som behandlingen av pasientene. Sykepleiere, kirurger, anestesileger, teknikere og annet helsepersonell står overfor emosjonelt ladede situasjoner, komplekse tilfeller og noen ganger tragiske utfall. Trivselen til dette teamet er avgjørende for å sikre pasientbehandling av høy kvalitet.

Gjenkjenne tegn på stress og utbrenthet:
Det er viktig å lære teammedlemmene å gjenkjenne tegn på stress, angst og utbrenthet hos seg selv og kollegene. Disse tegnene omfatter irritabilitet, søvnløshet, sosial tilbaketrekning og reduserte arbeidsprestasjoner.
Debriefing etter intervensjonen :
Etter spesielt vanskelige intervensjoner er det en fordel å avholde debriefingmøter. Disse møtene gir teamet mulighet til å uttrykke følelsene sine og diskutere hva som gikk bra og hva som kunne vært bedre.
Tilrettelegging av psykisk helsepersonell :
Å ha en psykolog eller rådgiver på stedet eller på poliklinisk basis kan gi teammedlemmene et rom der de kan snakke om opplevelsene sine, håndtere følelsene sine og utvikle mestringsstrategier.

- Opplæring i motstandsdyktighet :
    Tilbud om workshops eller opplæring i resiliens kan hjelpe helsepersonell med å utvikle teknikker for å håndtere stress, utmattelse og mulig medfølelsestretthet.
- Oppmuntre til fysisk velvære :
    Fysisk helse er nært knyttet til psykisk helse. Ved å oppmuntre teammedlemmene til å ta regelmessige pauser, spise sunt, trene og få nok søvn kan de bli bedre i stand til å håndtere stress.
- Tilpassede rasteplasser :
    Sørg for komfortable hvileområder der teamet kan slappe av, lade batteriene og til og med ta en lur om nødvendig.
- Skape en kultur for støtte :
    Ledelsen og ledende ansatte må anerkjenne viktigheten av psykologisk støtte og fremme en kultur der det å søke hjelp oppmuntres og ikke stigmatiseres.
- Teambuilding-aktiviteter :
    Regelmessige teambuilding-aktiviteter kan bidra til å styrke samholdet i gruppen, forbedre kommunikasjonen og redusere stress.
- Regelmessige tilbakemeldinger:
    Ved å tilby og be om regelmessige tilbakemeldinger kan du feire suksesser, anerkjenne innsatsen din og proaktivt ta tak i forbedringsområder.
- Uttak av vanlig permisjon :
    Oppmuntre teamet til å ta fri og koble helt av fra jobben når de gjør det. Regelmessige pauser kan forebygge utbrenthet.

I møte med utfordringene innen kjeve- og ansiktskirurgi er teamets trivsel avgjørende. Et team som får støtte, anerkjennelse og god emosjonell oppfølging, er bedre rustet til å yte eksepsjonell behandling til pasientene.

Kapittel 20

NYANSENE I REKONSTRUKTIV KIRURGI

De viktigste typene rekonstruksjon

Kjeve- og ansiktskirurgi omfatter et bredt spekter av inngrep for å gjenopprette ansiktets og kjevens form og funksjon. Enten det er etter et traume, en sykdom, en svulst eller en medfødt misdannelse, har kjeve- og ansiktsrekonstruksjon som mål å forbedre ikke bare pasientens utseende, men også livskvaliteten ved å sikre viktige funksjoner som tygging, svelging og fonasjon.

Benrekonstruksjon :
Beintransplantasjon: Ved denne teknikken brukes enten pasientens eget ben fra en annen del av kroppen, donorben eller syntetiske benerstatninger for å rekonstruere kjeven eller andre deler av ansiktet.
Osteogene distraktorer: Brukes hovedsakelig ved misdannelser og muliggjør gradvis utvidelse av benet ved hjelp av benets naturlige evne til å regenerere.

Rekonstruksjon av bløtvev :
Lokale eller regionale lapper: Disse bruker vevet i nærheten av området som skal rekonstrueres til å dekke et sår eller et operert område.
Frie lapper: Dette innebærer at man tar vev fra et annet område av kroppen (med blodtilførsel) og transplanterer det inn i ansiktet.

Rekonstruksjon av temporomandibulærledd (TMJ) :
Dette kan kreve implantater eller transplantater for å gjenopprette normal leddbevegelse og fjerne smerter.

Rekonstruksjon av tenner og buer :
Tannproteser, tannimplantater og beintransplantater kan brukes til å gjenopprette funksjonelle og estetiske tenner.

Ortognatkirurgi :
   Den har som mål å korrigere unormal kjeveinnretting og kan innebære kirurgisk reposisjonering av kjevebeina.
Rekonstruksjon av leppe og gane :
   Denne operasjonen er viktig for pasienter med leppe- og ganespalte, og har som mål å gjenopprette normal tale- og svelgefunksjon samt et estetisk utseende.
Rekonstruksjon etter fjerning av svulst :
   Svulster i ansiktet og kjeven kan kreve betydelig fjerning av vev. Rekonstruksjon tar sikte på å gjenopprette form og funksjon, ofte ved hjelp av en kombinasjon av teknikker.
Rekonstruksjon av de øvre luft- og fordøyelseskanalene :
   Etter visse operasjoner for svulster i munn, svelg eller strupehode kan det være nødvendig med rekonstruksjon for å gjenopprette tale- og svelgeevnen.
Rekonstruktiv neseplastikk :
   Brukes til å reparere eller rekonstruere nesen etter traumer, kirurgi eller sykdom.
Rekonstruksjon av øreklokkene :
   Ved denne operasjonen kan brusk fra pasienten brukes til å rekonstruere et øre etter et traume, en svulst eller en medfødt misdannelse.

Selv om rekonstruksjon innen kjeve- og ansiktskirurgi er krevende, kan det forandre pasientenes liv. Det er en kombinasjon av kunst og vitenskap som krever at kirurgen har en inngående forståelse av anatomi, gode tekniske ferdigheter og estetisk følsomhet for å oppnå de beste resultatene for pasienten.

Håndtering av pasientenes forventninger og familier

I medisinens verden, og spesielt innen kjeve- og ansiktskirurgi, er det viktig å håndtere forventningene til pasienter og pårørende. Siden kjeve- og ansiktsregionen er knyttet til både fysisk utseende og viktige funksjoner som tale, tygging og pusting, kan inngrepene ha stor innvirkning på pasientenes livskvalitet. Her er en grundig gjennomgang av hvordan helsepersonell kan håndtere disse forventningene:

- Preoperativ opplæring og informasjon :
    Det er viktig at pasienten har en klar forståelse av inngrepet, dets fordeler, risikoer og forventede resultater. Brosjyrer, videoer eller simuleringer kan hjelpe pasientene med å visualisere og forstå inngrepet.
- Ærlig og åpen dialog:
    Det er viktig å skape et rom der pasienten og familien kan uttrykke sine bekymringer, stille spørsmål og få ærlige og tydelige svar.
- Håndtering av estetiske forventninger :
    Kjeve- og ansiktskirurgi, spesielt når den er estetisk eller rekonstruktiv, krever en avklaring av hva som er estetisk mulig å oppnå, med tanke på pasientens unike anatomi.
- Diskusjon om restitusjonstid:
    Informer pasienter og pårørende om hvor lang tid det vil ta å komme seg helt etter operasjonen, inkludert perioder med hevelse, smerter og matrestriksjoner.
- Emosjonell forberedelse :
    Selv midlertidige endringer i utseendet kan være en kilde til følelsesmessig stress. Det er derfor viktig å diskutere og forberede seg på dette.

- Involvering av terapeuter og rådgivere :
  I noen tilfeller kan det være nyttig å involvere fagpersoner som psykologer eller rådgivere for å håndtere de emosjonelle konsekvensene av tiltakene.
- Regelmessige postoperative kontroller:
  Disse møtene brukes til å vurdere fremdriften, justere forventningene underveis og sikre at pasienten og familien får støtte gjennom hele prosessen.
- Støtte til familier :
  Pårørende spiller en avgjørende rolle i tilfriskningen. Å informere dem om hvordan de kan hjelpe, hva de kan forvente og hvilke ressurser som er tilgjengelige, kan være like viktig som å støtte pasienten selv.
- Støttegrupper og attester :
  Noen ganger kan det være uvurderlig å snakke med noen som har opplevd noe lignende. Støttegrupper eller pasientuttalelser kan bidra til å sette ting i perspektiv.
- Kostnadstransparens :
  En åpen diskusjon om kostnader, forsikringsdekning og mulige betalingsplaner kan redusere angsten for de økonomiske aspektene ved operasjonen.

Nøkkelen til å håndtere forventningene ligger i kommunikasjon, opplæring og kontinuerlig støtte. Hver enkelt pasient er unik og fortjener derfor en personlig tilnærming for å sikre at forventningene deres og deres pårørendes forventninger stemmer overens med realitetene i forbindelse med inngrepet og rekonvalesensen.

Preoperativ forberedelse og postoperative for større operasjoner

Kjeve- og ansiktskirurgi, som involverer vitale strukturer i ansiktet og hodet, krever grundige forberedelser før og etter operasjonen. Disse forberedelsene er avgjørende for å garantere pasientens sikkerhet, minimere potensielle komplikasjoner og sikre optimal rekonvalesens.

Preoperativ forberedelse :
- Fullstendig medisinsk vurdering :
    Dette omfatter blodprøver, hjerteundersøkelser og andre spesifikke vurderinger basert på pasientens sykehistorie.
- Spesialistkonsultasjoner :
    Avhengig av inngrepet kan det være nødvendig å konsultere andre spesialister som anestesileger, kjeveortopeder eller ØNH-spesialister.
- Pasientopplæring :
    Informer pasienten i detalj om inngrepet, risikoene forbundet med det og forventningene etter operasjonen.
- Faste :
    Generelt må pasientene faste i en bestemt periode før operasjonen for å unngå komplikasjoner under narkosen.
- Legemidler og allergier :
    Gå gjennom eventuelle mediciner pasienten tar, og juster dem om nødvendig. Det er viktig å være klar over eventuelle allergier, spesielt mot legemidler.
- Rengjøring av munnen :
    For å minimere infeksjonsrisikoen kan profesjonell tannrengjøring anbefales før visse inngrep.

Postoperativ planlegging :
- Sørg for at pasienten har organisert transport etter operasjonen og at han eller hun har planlagt en hvileperiode.

Postoperativ forberedelse :
- Medisinsk overvåking :
  - Etter en større operasjon kan det være nødvendig med en periode med overvåkning på en postanestetisk avdeling eller til og med en intensivavdeling.
- Smertebehandling :
  - Foreskrive og administrere passende analgetika for å kontrollere postoperativ smerte.
- Sårpleie :
  - Gi klare instruksjoner om hvordan du rengjør såret, håndterer dren og gjenkjenner tegn på infeksjon.
- Matvareovervåking :
  - Etter visse operasjoner kan det være nødvendig med flytende eller myk diett i en periode.
- Legemidler :
  - Antibiotika for å forebygge infeksjon, samt andre spesifikke legemidler, kan forskrives.
- Tips for å redusere ødem og blåmerker:
  - Dette kan blant annet innebære å løfte hodet, legge på is og andre metoder.
- Trening og fysioterapi :
  - Noen pasienter kan ha nytte av skånsom trening eller fysioterapi for å fremme restitusjon og gjenopprette funksjon.
- Regelmessig overvåking :
  - Avtal postoperative konsultasjoner for å vurdere rekonvalesensen, diskutere bekymringer og justere behandlingen om nødvendig.

Ved å innlemme disse viktige elementene i de preoperative og postoperative forberedelsene kan helsepersonell samarbeide tett med pasientene for å sikre en vellykket operasjon og full restitusjon.

Kapittel 21

DEN PSYKOLOGISKE DIMENSJONEN AV PASIENTEN

Kjeve- og ansiktskirurgi, som fokuserer på ansiktet og tilhørende strukturer, er ikke begrenset til enkel fysisk rekonstruksjon eller korrigering av defekter. Den har en dyptgripende effekt på pasientens psyke, ettersom ansiktet ofte blir sett på som en refleksjon av identitet og personlighet. De psykologiske implikasjonene står derfor i sentrum for denne spesialiteten.

1. Selvoppfatning og selvtillit :
Ansiktet er en sentral del av vår identitet. Enhver endring, enten den skyldes traumer, misdannelser eller kirurgi, kan endre måten pasienten ser og oppfatter seg selv på. Noen pasienter kan slite med følelser av mindreverdighet eller skam over utseendet, særlig i et samfunn som legger stor vekt på skjønnhet og "normalitet".

2. Følelsesmessige konsekvenser av traumer :
Pasienter som gjennomgår kjeve- og ansiktskirurgi etter et traume, enten det er en trafikkulykke, et overfall eller noe annet, kan også lide av posttraumatisk stress. De kan gjenoppleve hendelsen, ha mareritt eller utvikle alvorlig angst.

3. Frykt og angst før operasjonen :
Utsiktene til å gjennomgå en operasjon, spesielt på et så synlig og viktig område som ansiktet, kan være en kilde til stor bekymring. Pasientene kan frykte resultatet, komplikasjoner eller smerte.

4. Forventningsstyring :
Det er avgjørende at pasientene har realistiske forventninger til resultatet. Uforholdsmessige forventninger kan føre til skuffelse, selv om operasjonen er medisinsk vellykket.

5. Sosial støtte og isolasjon :
Reaksjonene fra venner, familie og fremmede kan ha stor betydning for pasientens psykiske velvære. Noen kan få

støtte og empati, mens andre kan føle seg isolert eller misforstått.

6. Rehabilitering og aksept :
Etter en operasjon kan prosessen med å tilpasse seg det nye utseendet og den nye funksjonen være lang og vanskelig. Noen kan sørge over sitt "gamle" ansikt eller slite med å akseptere endringene.

7. Psykologisk støtte :
Det er ofte nyttig å samarbeide med psykologer eller terapeuter. De kan tilby strategier for å håndtere angst, styrke selvfølelsen og hjelpe til med aksept.

Det er viktig å være klar over hvor dyptgripende de psykologiske konsekvensene av en kjeve- og ansiktskirurgisk operasjon er. Hver pasient er unik, og en helhetlig tilnærming som tar hensyn til hele individet er avgjørende for å sikre en fullstendig rekonvalesens, både fysisk og psykisk.

Forstå den psykologiske effekten misdannelser og traumer

Når vi snakker om kjeve- og ansiktskirurgi, snakker vi ofte om de fysiske aspektene ved operasjonen: rekonstruksjon, reparasjon og rehabilitering. Men det psykologiske aspektet er minst like viktig. Medfødte misdannelser og utilsiktede eller tilsiktede traumer er ikke bare anatomiske og fysiologiske utfordringer, de har også dyptgripende konsekvenser for pasientens identitet, selvfølelse og sosiale integrering.

1. Medfødte misdannelser :
En ansiktsmisdannelse kan føre til at man fra tidlig alder utsettes for ulike blikk, kommentarer og holdninger fra

omgivelsene og samfunnet generelt. Dette kan hindre utviklingen av et positivt kroppsbilde og påvirke selvfølelsen. Barn kan bli ertet eller mobbet, mens voksne kan føle seg dømt eller avvist.

2. Traumer :
I motsetning til misdannelser forårsaker traumer en plutselig og ofte voldsom endring i utseende og funksjon. I tillegg til den fysiske smerten kommer det følelsesmessige sjokket, minnet om den traumatiske hendelsen og sorgen over hvordan det var "før" traumet. Overlevende etter ulykker eller overgrep kan oppleve symptomer på posttraumatisk stress, som flashbacks, søvnløshet eller angst.

3. Kroppsbilde :
Ansiktet er sentralt for vår ikke-verbale kommunikasjon, vår uttrykksevne og vår identitet. Enhver endring i dette området kan påvirke måten en person oppfatter seg selv og samhandler med omverdenen på. Deformiteter eller arr kan oppleves som "merker" som tiltrekker seg oppmerksomhet, ofte uønsket.

4. Sosiale konsekvenser :
Sosiale interaksjoner kan påvirkes av ansiktsuttrykket. Noen unngår øyekontakt, mens andre stiller påtrengende spørsmål eller kommer med upassende kommentarer. Dette kan føre til en følelse av isolasjon eller sosial tilbaketrekning.

5. Motstandsdyktighet og helbredelse :
Hver enkelt person er unik når det gjelder evnen til å takle og overvinne de psykologiske utfordringene knyttet til misdannelser og traumer. Noen finner styrke i det de har opplevd, og gjør det til en motivasjon for å hjelpe andre eller øke bevisstheten i befolkningen. Andre kan ha behov for mer intensiv psykologisk støtte for å komme seg gjennom det.

Selv om kjeve- og ansiktskirurgiske inngrep i stor grad kan forbedre utseende og funksjon, er det viktig å forstå og ta hensyn til de dyptgripende psykologiske konsekvensene. Omfattende og helhetlig behandling, som omfatter både fysiske og emosjonelle behov, vil sikre de beste resultatene og ekte helbredelse for pasienten.

Pasientstøtte og rådgivning

Selv om kjeve- og ansiktskirurgi i hovedsak er av medisinsk og kirurgisk art, har den en dyptgripende emosjonell og psykologisk innvirkning på pasientene. Ansiktet er vårt visittkort, det primære bildet vi projiserer til omverdenen. Enhver operasjon eller endring i dette området kan derfor forstyrre vår selvoppfatning, vår selvtillit og måten vi blir oppfattet på av andre. Støtte og rådgivning er derfor avgjørende for å hjelpe pasientene gjennom denne prøvelsen, enten det dreier seg om rekonstruktiv kirurgi etter et traume eller et valgfritt inngrep av estetiske eller funksjonelle årsaker.

1. Forberedelser til operasjonen :
Før operasjonen har pasienter ofte bekymringer, håp og forventninger. Psykologisk støtte gjør det mulig å ta opp disse bekymringene, sette realistiske forventninger og hjelpe pasienten til å vurdere ulike mulige utfall.

2. Håndtering av postoperative følelser :
Etter operasjonen er det vanlig å oppleve en rekke følelser, fra eufori til depresjon og usikkerhet. Rådgivning kan hjelpe pasienten med å navigere gjennom denne følelsesmessige uroen, håndtere postoperative smerter, utseendemessige endringer og mulige komplikasjoner.

3. Sosial rehabilitering :
Det kan være foruroligende å vende tilbake til hverdagen med et ansikt som er endret, selv om det bare er litt. Pasientene kan være redde for å bli dømt, stigmatisert eller få påtrengende spørsmål. Terapeuter kan tilby verktøy og strategier for å håndtere disse sosiale interaksjonene.

4. Støtte til familien :
Pasientens nærmeste spiller en viktig rolle i helbredelsesprosessen. De kan også ha nytte av informasjons- og rådgivningssamtaler som hjelper dem med å forstå den kirurgiske prosessen, forventningene etter operasjonen og hvordan de best kan støtte sine nærmeste.

5. Støttegrupper :
Det kan være befriende å dele erfaringer med andre som har opplevd noe lignende. Støttegrupper tilbyr et trygt rom der man kan dele, lytte og lære av hverandre.

6. Langsiktig støtte :
Selv etter fysisk helbredelse kan de følelsesmessige arrene vedvare. Langvarige rådgivningssamtaler kan bidra til å løse disse underliggende problemene og gi pasientene et rom der de kan snakke om sine bekymringer og finne løsninger.

7. Ressurser og referanser :
Helsepersonell må ha en liste over ressurser, fra spesialiserte kliniske psykologer til støttegrupper, for å møte pasientenes spesifikke behov.

Støtte og rådgivning til pasienter som har gjennomgått kjeve- og ansiktskirurgi, er en viktig del av behandlingsprosessen. Det å gjenkjenne og imøtekomme pasientenes emosjonelle og psykologiske behov kan i stor grad bidra til økt tilfredshet, bedring og generell livskvalitet.

Håndtering av dysmorfofobi

Dysmorfofobi, også kjent som body dysmorphic disorder (BDD), er en tvangsmessig opptatthet av en opplevd defekt i det fysiske utseendet, ofte innbilt eller minimal. Når det gjelder kjeve- og ansiktskirurgi, kan disse pasientene oppsøke flere kirurgiske inngrep for å korrigere disse "feilene", uten å bli fornøyd med resultatet. Behandlingen av disse pasientene er en spesiell utfordring som krever en tverrfaglig tilnærming.

1. Tidlig identifisering :
Det første man må gjøre for å hjelpe pasienter med CDT, er å identifisere bekymringene deres og forstå hvordan de oppfatter situasjonen. En pasient kan være fiksert på en liten detalj, ha urealistiske forventninger eller uttrykke vedvarende misnøye med tidligere operasjoner.

2. Psykologisk vurdering :
Før man vurderer et kirurgisk inngrep, er det viktig å gjennomføre en grundig psykologisk vurdering. Dette vil avgjøre om pasienten lider av dysmorfofobi eller en annen underliggende lidelse.

3. Utdanning og rådgivning :
Det er viktig å informere pasientene om lidelsens natur. De må forstå at kirurgi ikke er noen løsning, og at det til og med kan forverre plagene.

4. Avslag på operasjon :
I mange tilfeller er den beste tilnærmingen å nekte å utføre kosmetisk kirurgi på en pasient som lider av DCT. Selv om dette kan virke kontraintuitivt, er det i pasientens interesse, ettersom ytterligere kirurgi kan forverre tilstanden.

5. Terapeutisk tilnærming :
Kognitiv atferdsterapi har vist seg å være effektiv i behandlingen av CDD. De hjelper pasientene til å gjenkjenne og endre negative tankemønstre og selvdestruktiv atferd.

6. Medisinering :
Noen antidepressiva, særlig selektive serotoninreopptakshemmere (SSRI), kan være gunstige for pasienter med CDD.

7. Regelmessig overvåking :
Det er viktig å sørge for regelmessig oppfølging av pasientene for å se hvordan de har det psykisk, selv om de har valgt å ikke la seg operere.

8. Tverrfaglig samarbeid :
Et tett samarbeid med psykologer, psykiatere og annet helsepersonell er avgjørende for å kunne tilby helhetlig behandling.

9. Støtte- og terapigrupper :
Ved å oppmuntre pasientene til å delta i støttegrupper eller gruppeterapi kan de føle seg mindre isolerte og lære av andres erfaringer.

10. Utdanning av fagfolk :
Opplæring av kjeve- og ansiktskirurger og annet helsepersonell i å gjenkjenne tegnene på CDT kan bidra til at pasientene får riktig behandling.

Selv om kjeve- og ansiktskirurgi kan gi utmerkede estetiske og funksjonelle resultater, er det ikke alltid den rette løsningen for pasienter med dysmorfofobi. En empatisk, informert og tverrfaglig tilnærming er avgjørende for å sikre disse pasientenes velvære.

Kapittel 22

KJEVE- OG ANSIKTSKIRURGI OG ONKOLOGI

Pasientbehandling med kreft

Behandlingen av kreftpasienter innen kjeve- og ansiktskirurgi er en mangesidig utfordring som ikke bare krever teknisk ekspertise, men også en helhetlig, pasientsentrert tilnærming. Kreft i kjeve- og ansiktsregionen, som omfatter ulike svulster i munn, svelg, nese, bihuler og andre tilstøtende områder, krever nøye planlegging og tverrfaglig samarbeid.

1. Diagnostisering og vurdering :
Det hele starter med en grundig klinisk vurdering. Bildeteknikker som røntgen, CT og MR spiller en avgjørende rolle for å fastslå svulstens utbredelse. Biopsi bekrefter diagnosen.

2. Iscenesettelse :
Det er viktig å fastslå hvilket stadium kreften befinner seg i, da dette er avgjørende for behandlingsbeslutningene. Stadieinndelingen tar hensyn til svulstens størrelse, spredning til nabostrukturer og eventuell forekomst av metastaser.

3. Behandlingsplanlegging :
Når diagnosen er stilt, møtes et tverrfaglig team for å utarbeide en behandlingsplan. Dette teamet kan bestå av kjevekirurger, onkologer, radiologer, patologer, ernæringsfysiologer, logopeder og andre spesialister.

4. Kirurgi :
Avhengig av kreftsvulstens type, lokalisasjon og stadium kan det være aktuelt med en operasjon for å fjerne svulsten. I noen tilfeller kan det være nødvendig med rekonstruksjon ved hjelp av vevstransplantater eller -lapper fra andre deler av kroppen.

5. Strålebehandling og kjemoterapi :
Disse behandlingene kan tilbys før eller etter en operasjon, eller til og med uten operasjon, avhengig av krefttype og stadium.

6. Rehabilitering :
Rehabilitering er ofte et viktig aspekt etter behandling for kjeve- og ansiktskreft. Rehabiliteringen kan omfatte fysioterapi for å gjenopprette bevegeligheten, logopedisk behandling for tale og svelging, og om nødvendig tann- eller ansiktsproteser.

7. Langtidsoppfølging :
Regelmessig oppfølging er avgjørende for tidlig oppdagelse av eventuelle tilbakefall eller komplikasjoner. Dette innebærer regelmessige kliniske undersøkelser og bildediagnostikk.

8. Psykososial støtte :
Kreftdiagnosen og kreftbehandlingen kan ha store følelsesmessige konsekvenser. Psykologisk støtte, enten det er gjennom individuell rådgivning eller støttegrupper, er avgjørende.

9. Utdanning og forebygging :
Det er viktig å informere pasientene om tegn på tilbakefall og risikofaktorer som kan endres, for eksempel røyking og alkoholforbruk.

10. Søk og avansert :
Behandlingen av kjeve- og ansiktskreft er i stadig utvikling takket være forskning. Pasientene må holdes informert om de siste fremskrittene, og i noen tilfeller kan de dra nytte av kliniske studier.

Behandlingen av kreftpasienter innen kjeve- og ansiktskirurgi er en flerdimensjonal prosess som går langt utover det å fjerne en svulst. Det krever en omfattende og godt koordinert tilnærming for å sikre ikke bare overlevelse, men også pasientens livskvalitet.

Håndtering av palliativ behandling i kjeve- og ansiktskirurgi

Palliativ behandling er en tilnærming som tar sikte på å forbedre livskvaliteten til pasienter og deres familier som står overfor problemer forbundet med en livstruende sykdom. Innen kjeve- og ansiktskirurgi er denne tilnærmingen viktig for pasienter med langt fremskredne svulster eller for pasienter som ikke er kandidater for kurativ behandling. Denne omsorgen fokuserer på å forebygge og lindre lidelse, enten det er fysisk, psykisk, sosialt eller åndelig.

1. Samlet vurdering :
Først og fremst kreves det en fullstendig vurdering av pasienten. Dette omfatter ikke bare det medisinske aspektet, men også pasientens psykologiske, sosiale og åndelige behov.

2. Smertebehandling :
Smerter er et hyppig forekommende symptom og kan være spesielt plagsomme ved kjeve- og ansiktssykdommer. Smertene kan komme fra selve svulsten eller fra kirurgiske inngrep. En kombinasjon av smertestillende midler, inkludert opioider, kan være nødvendig.

3. Sårpleie :
Tumorsår og postoperative sår kan kreve spesialisert pleie, særlig for å kontrollere infeksjoner, fjerne avfall og fremme tilheling.

4. Ernæring :
Problemer med å tygge, svelge eller overdreven spyttsekresjon kan svekke pasientens evne til å spise. Ernæringsstrategier, inkludert plassering av sonde, kan være nødvendig.

5. Kommunikasjon :
Svulster eller operasjoner kan påvirke pasientens evne til å snakke. Logopeder og andre spesialister kan bidra til å forbedre pasientens taleevne.
kommunikasjon.

6. Psykologisk støtte :
Diagnosen og sykdomsforløpet kan ha store følelsesmessige konsekvenser. Psykoterapeuter, rådgivere og støttegrupper kan hjelpe.

7. Åndelige aspekter :
For mange pasienter reiser sykdom spørsmål om mening, verdi og åndelighet. Sjelesørgere eller andre åndelige rådgivere kan være en uvurderlig støtte.

8. Planlegging på forhånd :
Det er viktig å diskutere pasientens ønsker om fremtidig behandling, inkludert forhåndsdirektiver og fullmakter for helsetjenester.

9. Livets slutt :
Når livets slutt nærmer seg, må man være spesielt oppmerksom på pasientens komfort. Dette kan innebære å redusere eller endre behandlingen, gi medisiner for å lindre ubehag og gi emosjonell støtte til pasienten og familien.

10. Familiestøtte :
Familien spiller en avgjørende rolle i palliativ behandling. De trenger støtte til å forstå sykdommen, håndtere stress og sorg og ta informerte beslutninger.

Palliativ behandling innen kjeve- og ansiktskirurgi fokuserer på pasientens generelle velvære og går lenger enn bare symptombehandling. Det krever en helhetlig og tverrfaglig tilnærming for å sikre pasientens komfort og verdighet i alle faser av sykdommen.

Samarbeid med onkologiteamet

I en medisinsk verden der spesialisering er blitt normen, er tverrfaglig samarbeid viktigere enn noensinne. Sentralt i denne dynamikken står samspillet mellom den kjeve- og ansiktskirurgiske sykepleieren og onkologiteamet. Denne alliansen er av avgjørende betydning når det gjelder behandling av ondartede sykdommer i kjeve- og ansiktsregionen, der det ofte er to ting som står på spill: å utrydde kreften og samtidig bevare funksjon og estetikk i størst mulig grad.

Når en pasient får diagnosen kjeve- og ansiktskreft, er sykepleieren ofte det første helsepersonellet pasienten henvender seg til. I tillegg til primærhelsetjenesten spiller sykepleieren en sentral rolle i koordineringen av de ulike spesialistene som er involvert i pasientens behandlingsforløp. Kjemoterapi, strålebehandling eller kirurgi, noen ganger i kombinasjon, er vanlige behandlingsformer, og hvert trinn krever separate forberedelser og oppfølging.

Sykepleierens rolle strekker seg langt utover det kliniske miljøet. Det er ofte sykepleieren som hjelper pasienten med å forstå kompleksiteten i behandlingen som foreslås av onkologen, radiologen eller kjeve- og ansiktskirurgen. I tillegg fungerer sykepleieren som et bindeledd mellom pasienten og det medisinske teamet og oversetter pasientens bekymringer og behov til teamet, slik at alle beslutninger som tas, virkelig er pasientsentrerte.

Men samarbeidet med onkologiteamet stopper ikke ved behandlingens slutt. Overvåking etter behandlingen er avgjørende for å oppdage eventuelle tilbakefall eller senkomplikasjoner. Også her er det sykepleieren som er i frontlinjen, og som regelmessig overvåker pasienten, vurderer kvaliteten på pasientens rekonvalesens og rapporterer eventuelle bekymringsfulle tegn til onkologiteamet.

I den ofte turbulente reisen som en pasient med kjeve- og ansiktskreft gjennomgår, er sykepleieren mye mer enn bare en pleier. Han eller hun sørger for kontinuitet i pleien, er et uvurderlig bindeledd mellom pasienten og onkologiteamet og en støttespiller som pasienten kan stole på i alle faser av rekonvalesensen.

Kapittel 23

IMPLANTOLOGI OG PROTETIKK

Grunnleggende prinsipper for implantologi

Implantologi er en spesialitet innen tannkirurgi som fokuserer på å plassere implantater i kjeven for å erstatte en eller flere manglende tenner. Implantater er mye mer enn bare en kosmetisk løsning, de bidrar til å gjenopprette tyggefunksjonen og forebygge mange av komplikasjonene som er forbundet med tanntap. La oss se nærmere på det grunnleggende i denne fascinerende disiplinen.

1. Forståelse av tannimplantater
Et tannimplantat er en titanskrue som settes inn i kjevebenet og fungerer som en kunstig rot som en krone, bro eller protese kan festes til. Titan er valgt på grunn av sin biokompatibilitet, noe som muliggjør perfekt osseointegrasjon med det omkringliggende benvevet.

2. Osseointegrasjon: en intim forening
Implantatets suksess avhenger av dets evne til å smelte sammen med kjevebenet, en prosess som kalles osseointegrasjon. Denne solide sammensmeltingen er avgjørende for å sikre implantatets stabilitet og gjøre det i stand til å motstå kreftene som utøves under tygging.

3. Vurdering før innsetting av implantat
Før et implantat settes inn, er det nødvendig med en grundig vurdering. Dette inkluderer røntgenundersøkelser for å vurdere mengden og kvaliteten på benet, bestemme den optimale plasseringen av implantatet og identifisere eventuelle kontraindikasjoner.

4. Kirurgiske teknikker
Implantatprosedyren varierer avhengig av pasientens behov. Den kan være umiddelbar, der implantatet settes inn umiddelbart etter en tannekstraksjon, eller forsinket, slik at

ekstraksjonsområdet får tid til å gro før implantatet settes inn.

5. Implantatstøttede proteser
Når osseointegrasjonen har funnet sted, festes en protese til implantatet. Dette kan være en krone for en enkelt tann, en bro for flere tenner eller en komplett protese som erstatter alle tennene.

6. Vedlikehold av implantater
Selv om implantater er motstandsdyktige mot forråtnelse, er det omkringliggende vevet utsatt for infeksjoner hvis man ikke sørger for god munnhygiene. Det er derfor viktig å ha en grundig rengjøringsrutine og å oppsøke tannhelsepersonell regelmessig.

7. Utvikling og innovasjon
I takt med den teknologiske utviklingen gjennomgår implantologifaget stadige innovasjoner. Det gjelder blant annet mindre invasive teknikker, forbedrede materialer og til og med muligheten for å bruke 3D-bilder for presis kirurgisk planlegging.

Implantologi har endret måten vi tilnærmer oss tanntap på, og tilbyr en holdbar og funksjonell løsning for mange pasienter. For å lykkes med implantater kreves det ikke bare teknikk, men også en grundig forståelse av anatomien, nøye planlegging og et engasjement for klinisk kvalitet.

Postoperativ behandling av pasienter med implantater

Perioden etter implantatoperasjonen er avgjørende for at operasjonen skal bli vellykket. Riktig postoperativ behandling er avgjørende for å garantere optimal tilheling, unngå komplikasjoner og sikre implantatets levetid. Her er en detaljert gjennomgang av denne viktige fasen.

1. De første 48 timene: Reduksjon av betennelse og smerte
Etter operasjonen er det vanlig å oppleve hevelse, blåmerker eller ømhet rundt operasjonsområdet. Bruk av betennelsesdempende og smertestillende midler, som foreskrevet av kirurgen, vil bidra til å kontrollere disse symptomene. Bruk av kalde omslag kan også bidra til å redusere betennelsen.

2. Munnhygiene: skånsom og presis
Det er viktig å holde munnen ren for å unngå infeksjoner. I dagene etter operasjonen bør du imidlertid unngå å pusse direkte på operasjonsstedet for ikke å forstyrre helingsområdet. Det kan anbefales å bruke et antiseptisk munnvann.

3. Kosthold: Skånsomt og næringsrikt
I uken etter operasjonen anbefales det å spise et skånsomt kosthold for å unngå at implantatet utsettes for trykk eller traumer. Supper, puréer, yoghurt og kompotter er gode valg. Det er også best å unngå ekstremt varme drikker.

4. Postoperativ oppfølging: Sikre en smidig rekonvalesens
Postoperative konsultasjoner er vanligvis planlagt for å sjekke tilhelingsstatus, sikre at det ikke er noen infeksjon og vurdere osseointegrasjonen av implantatet. Disse kontrollene er viktige for å kunne forutse og håndtere eventuelle komplikasjoner.

5. Integrering av implantater : Tålmodighet og presisjon
Avhengig av implantatets type og plassering, samt pasientens generelle helsetilstand, kan osseointegrasjonsperioden variere. Det er viktig å følge kirurgens anbefalinger i denne ventefasen for å sikre en solid fusjon mellom implantatet og benet.

6. Protese: den siste finpussen
Når implantatet er godt forankret, festes en tannprotese (krone, bro eller annet) på det. Vedlikehold og hygiene for denne protesen er like viktig for å sikre at helheten holder lenge.

7. Lang levetid med implantater
Med riktig pleie kan et implantat vare livet ut. Dette krever grundig munnhygiene, regelmessige kontroller hos tannlegen og oppmerksomhet på eventuelle endringer eller ubehag.

Den postoperative behandlingen av pasienter med implantater er et felles ansvar for helsepersonell og pasient. Sammen kan de sørge for at tilhelingsprosessen går knirkefritt og at implantatet fungerer optimalt.

Samarbeid med protetikere og tannteknikere

Selv om kjeve- og ansiktskirurgi er en egen og kompleks spesialitet, arbeider den ofte i nært samarbeid med andre tannlegespesialiteter, særlig protetikk. Symbiosen mellom kjeve- og ansiktskirurgen, protetikeren og tannteknikeren er avgjørende for å sikre de beste resultatene for pasienten.

1. Rollen til hver av dem: komplementaritet og spesialisering
Kjeve- og ansiktskirurgen konsentrerer seg om kirurgiske inngrep i ansiktets og kjevens benstruktur, mens protetikeren spesialiserer seg på utforming og tilpasning av tannproteser. Tannteknikeren designer og produserer disse protetiske innretningene i laboratoriet etter protetikerens spesifikasjoner.

2. Felles planlegging : Nøkkelen til suksess
En vellykket behandling, enten det dreier seg om en helprotetisk restaurering eller et implantat, avhenger ofte av nøye planlegging. Før enhver operasjon møtes kirurgen, protetikeren og tannteknikeren for å utarbeide en plan basert på pasientens anatomi og funksjonelle og estetiske behov.

3. Regelmessig kommunikasjon for å sikre oppfølging og optimalisering
Kontinuerlige oppdateringer mellom disse fagpersonene sikrer at hvert trinn utføres med presisjon. Tannteknikeren kan ha behov for å avklare dimensjonene eller materialene til en protese, mens protetikeren og kirurgen kan diskutere de beste kirurgiske alternativene for den planlagte protesen.

4. Etterutdanning: Vi utvikler oss sammen
Tannpleieteknologi og -teknikker utvikler seg raskt. Derfor må alle tre aktørene gjennomgå regelmessig opplæring for å holde seg oppdatert og tilby best mulig behandling. Felles workshops og seminarer kan styrke den gjensidige forståelsen og forbedre samarbeidsteknikkene.

5. Pasienten i sentrum: En helhetlig tilnærming
Samarbeidet mellom kirurg, protetiker og tanntekniker muliggjør en pasientsentrert tilnærming. Sammen kan de ta tak i hele situasjonen, fra operasjon til rehabilitering, og sørge for at pasienten er godt informert og komfortabel i alle faser.

Et tett samarbeid mellom kjeve- og ansiktskirurgen, protetikeren og tannteknikeren er avgjørende for å oppnå god tannpleie. Hver av dem bidrar med sin unike ekspertise, og sammen jobber de i synergi for å levere optimale resultater for pasienten. Denne samarbeidsdynamikken er kjernen i moderne medisin, der tverrfaglighet mer enn noen gang er en garanti for kvalitet og fortreffelighet.

Kapittel 24

AVANSERTE TEKNIKKER OG NYE TEKNOLOGIER

Dataassistert kirurgi

Integreringen av datateknologi i den medisinske verden har skapt en stille, men dyptgripende revolusjon. Spesielt kjeve- og ansiktskirurgien har dratt nytte av presisjonen, effektiviteten og visualiseringsfordelene som dataassistert kirurgi (CAD) gir.

1. Fremveksten av CAD : Fra forsiktig begynnelse til teknologisk revolusjon
De første forsøkene på dataassistert kirurgi var preget av bruk av enkel programvare for å visualisere anatomiske strukturer. Nå, med avanserte programmer og interaktive grensesnitt, kan kirurger simulere, planlegge og utføre operasjoner med uovertruffen presisjon.

2. Presisjonsfordeler: Redusere risiko og optimalisere resultatene
En av de største fordelene med CAD er evnen til å visualisere anatomiske strukturer tredimensjonalt, slik at kirurgene kan forutse potensielle utfordringer og justere tilnærmingen. Dette fører ofte til kortere operasjoner, færre komplikasjoner og raskere rekonvalesens for pasienten.

3. Preoperativ planlegging: et glimt før innsnittet
Simuleringsverktøy gjør det mulig for kirurgene å visualisere forventede resultater og diskutere alternativer med pasientene. Ved å legge røntgenbilder og tredimensjonale skanninger over hverandre skaper CAD et detaljert kart over operasjonsområdet, noe som gir en enestående oversikt over inngrepet.

4. Kirurgisk navigasjon i sanntid: Et kompass for kirurgen
Under operasjonen fungerer dataassistert kirurgi som et navigasjonssystem som veileder kirurgen gjennom inngrepet. Dette kan være spesielt nyttig under komplekse

operasjoner eller i anatomiske områder som er vanskelig tilgjengelige.

5. *Sammenslåing med andre teknologier: Robotikk og avansert bildebehandling*
CAD er ikke en isolert teknologi. Den integreres perfekt med andre fremskritt, for eksempel robotassistert kirurgi og innovative avbildningsteknikker. Denne synergien mangedobler fordelene for både pasienten og behandleren.

6. *Fremtiden for datastøttet kirurgi: Mot nye horisonter*
I takt med den teknologiske utviklingen blir CAD stadig mer sofistikert. Utvidet virkelighet, kunstig intelligens og taktile grensesnitt baner vei for stadig mer presise og individualiserte inngrep.

Dataassistert kirurgi er et kraftfullt verktøy som i hendene på en dyktig kirurg kan forandre og forbedre kjeve- og ansiktskirurgien. Det symboliserer sammensmeltingen av medisinsk kunst og teknologiske fremskritt, og tilbyr optimal pasientbehandling samtidig som det flytter grensene for hva som er kirurgisk mulig.

Teknikker for poding og transplantasjon

Når det gjelder kjeve- og ansiktskirurgi, spiller transplantasjonsteknikker en viktig rolle i restaurering og rekonstruksjon av vevsdefekter eller -tap. De er ofte nødvendige for å gjenopprette form, funksjon og noen ganger estetikk hos pasienter som er rammet av traumer, misdannelser, svulster eller andre tilstander.

1. Behovet for transplantater og transplantasjoner:
Enten det er etter tumorreseksjon, traumatisk skade eller for å korrigere en misdannelse, brukes transplantater for å kompensere for mangel på vev, mens transplantasjoner har

som mål å erstatte et sykt organ eller vev med et friskt tilsvarende.

2. Typer av transplantater i kjevekirurgi:
- **Beintransplantat: Benet** brukes til å fylle beindefekter og kan komme fra pasienten selv (autograft), fra en donor (allograft) eller være syntetisk. Vanlige donorsteder er hodeskallen, hoften eller skinnebeinet.
- **Hudtransplantasjon:** Ved huddefekter kan deler av huden fjernes og transplanteres. Avhengig av tykkelsen på huden som fjernes, kalles dette totale eller partielle transplantater.
- **Bløtvevstransplantat:** Dette omfatter muskler, brusk eller annet bløtvev.

3. *Avanserte transplantasjoner:*
Utviklingen innen medisinsk teknikk har gjort det mulig å transplantere hele eller deler av ansiktet, noe som gjør det mulig for hardt rammede pasienter å gjenvinne ansiktsfunksjon og utseende.

4. *Anastomoseteknikker:*
Et viktig aspekt ved transplantasjoner er behovet for å koble sammen blodkar og noen ganger nerver for å sikre levedyktigheten til det transplanterte vevet. Kirurgene bruker mikrokirurgi til disse delikate anastomosene, noe som sikrer god blodgjennomstrømning og funksjonalitet.

5. *Avstøtning og immunsuppresjon:*
En av de største bekymringene etter transplantasjon, særlig ved allotransplantasjon, er avstøtning. For å redusere denne risikoen trenger pasientene ofte immundempende behandling, noe som har sine egne utfordringer og bivirkninger.

6. *Fremtid og potensial:*
Med fremskritt innen vevsbioteknologi og bruk av biologisk

3D-printing kan fremtidige transplantater "dyrkes" i laboratoriet fra pasientens egne celler, noe som eliminerer risikoen for avstøtning.

Transplantasjonsteknikker innen kjeve- og ansiktskirurgi er i stadig utvikling og gir håp og løsninger til pasienter med komplekse medisinske utfordringer. Gjennom en kombinasjon av kirurgisk dyktighet, avansert teknologi og skreddersydd postoperativ behandling kan livet til mange pasienter forandres, slik at de ikke bare gjenvinner sin fysiske form, men også sin selvtillit.

Løftet om robotkirurgi

I skjæringspunktet mellom teknologi og medisin er robotkirurgi i ferd med å bli en ekte revolusjon, og den lover å flytte grensene for hva tradisjonell kirurgi kan oppnå, spesielt på så vanskelige områder som kjevekirurgi.

1. Større presisjon:
En av de største fordelene med robotkirurgi er den uovertrufne presisjonen. Robotene er utstyrt med leddede armer som kan utføre svært presise bevegelser, noe som eliminerer de naturlige skjelvingene i menneskehånden. Dette er spesielt gunstig ved operasjoner som krever millimeterpresisjon.

2. Tilgang til vanskelige områder:
Robotarmenes slanke, leddelte design gir tilgang til områder som er vanskelige å nå med hånden, noe som minimerer antall snitt og dermed postoperativ arrdannelse.

3. Mindre tretthet hos kirurgen:
Det kan være utmattende for kirurgen å utføre kirurgiske inngrep, spesielt over lang tid. Når robotene er korrekt posisjonert, kan de holde posisjonen uten å svekkes, slik at

kirurgen kan konsentrere seg om den nøyaktige delen av operasjonen.

4. Forbedret syn:
Ved bruk av HD-kameraer og forstørrelsessystemer får kirurgen et klart og forstørret bilde av operasjonsfeltet, noe som er avgjørende for komplekse anatomiske områder i ansiktet.

5. Redusert rekonvalesenstid:
Takket være mindre og mer presise snitt får pasientene ofte raskere tilheling, mindre smerter etter operasjonen og kortere sykehusopphold.

6. Opplæring og telekirurgi:
Robotkirurgi baner vei for telekirurgi, der en ekspert kan operere på avstand, og bedre opplæring av fremtidige kirurger gjennom simuleringer i virtuell virkelighet.

7. Potensial for innovasjon:
Kombinasjonen av robotkirurgi med andre teknologier, som sanntidsbildebehandling, kunstig intelligens eller 3D-printing, kan utvide mulighetene innen kjeve- og ansiktskirurgi ytterligere.

Til tross for at robotkirurgi er lovende, er det ikke uten utfordringer. De høye kostnadene, behovet for spesialistutdanning og de etiske debattene rundt bruken av roboter i medisinen er alle hindringer som må overvinnes.

Robotkirurgi representerer et spennende skritt i utviklingen av kjeve- og ansiktskirurgi. Etter hvert som teknikken perfeksjoneres og teknologien blir mer tilgjengelig, kan den komme til å forandre måten kirurgien utføres på og gi bedre resultater for pasientene og mer avanserte verktøy for kirurgene.

Kapittel 25

LEDELSE SJELDNE KOMPLIKASJONER

Nevrologiske komplikasjoner

Når det gjelder kjeve- og ansiktskirurgi, er det viktig å forstå den anatomiske kompleksiteten i denne regionen. Ansiktet er ikke bare stedet for vår visuelle identitet, det er også en region med mange nervestrukturer. Under operasjonen kan det oppstå nevrologiske komplikasjoner som ikke bare påvirker funksjonen, men også pasientens livskvalitet.

1. Komplikasjonenes art :
Nevrologiske komplikasjoner ved kjeve- og ansiktskirurgi kan være midlertidige eller permanente og kan skyldes traumer, kirurgiske snitt, kompresjon eller infeksjon.

2. Sensoriske nerver :
En av de vanligste komplikasjonene involverer nervus alveolaris inferior, som gir følelse til underleppen og haken. Skader på denne nerven kan føre til parestesi, en følelse av prikking eller nummenhet. På samme måte kan tungenerven, som er ansvarlig for tungesansen, bli påvirket under visse operasjoner.

3. Motoriske nerver :
Ansiktsnerven er den viktigste motoriske nerven i ansiktet. Skader på denne nerven kan føre til ansiktslammelse, noe som påvirker ansiktsuttrykk, øyelokklukking og tale. Selv om slike komplikasjoner er sjeldne, kan de ha ødeleggende konsekvenser for pasienten.

4. Postoperative komplikasjoner :
Blodansamlinger eller ødem kan komprimere nervene og forårsake midlertidige utfall. Infeksjoner kan også føre til nevrologiske komplikasjoner hvis de sprer seg til nervestrukturer.

5. *Behandling av komplikasjoner* :
Behandlingen av nevrologiske komplikasjoner avhenger av årsak og alvorlighetsgrad. Noen nervesvikt kan forsvinne over tid, mens andre krever inngrep for å dekomprimere en nerve eller behandle en infeksjon. Rehabilitering, for eksempel ansiktsfysioterapi, kan være nyttig for pasienter med motoriske utfall.

6. *Forebygging* :
Den beste måten å håndtere nevrologiske komplikasjoner på er å forebygge dem. Dette innebærer nøye kirurgisk planlegging, god kunnskap om anatomi, bruk av avanserte bildediagnostiske verktøy og presis kirurgisk teknikk.

7. *Betydningen av kommunikasjon* :
Det er viktig å informere pasientene om de potensielle risikoene forbundet med operasjonen. Åpen kommunikasjon bidrar til å håndtere forventninger og sikrer at pasienten er godt informert før han eller hun gir sitt samtykke.

Selv om kjeve- og ansiktskirurgi generelt er trygt, kan det oppstå nevrologiske komplikasjoner. En grundig forståelse av anatomien, omhyggelig kirurgisk teknikk og riktig håndtering av komplikasjoner kan bidra til å minimere disse risikoene og sikre det beste resultatet for pasienten.

Vaskulære komplikasjoner og blødning

Kjeve- og ansiktskirurgi innebærer en risiko for vaskulære komplikasjoner og blødningskomplikasjoner på grunn av nærheten til viktige vaskulære strukturer. For å ivareta pasientsikkerheten er det viktig å forstå disse komplikasjonene og vite hvordan de skal håndteres.

1. Det vaskulære vevet i ansiktet :
Ansiktet gjennomstrømmes av et rikt vaskulært nettverk, hovedsakelig av de ytre halspulsårene og deres forgreninger. Ethvert snitt eller inngrep i denne regionen krever spesiell forsiktighet for å unngå å skade disse blodårene.

2. Vaskulære komplikasjoner :
Disse kan oppstå i form av trombose, emboli eller aneurisme. Disse komplikasjonene kan skyldes vaskulære lesjoner under operasjonen eller postoperativt.

3. Blødning :
Blødning er en av de vanligste komplikasjonene ved kjeve- og ansiktskirurgi. Den kan oppstå under eller etter operasjonen. Alvorlig blødning kan føre til livstruende blødningssjokk.

4. Forebygging og behandling av blødninger :
- **Under operasjonen**: God oversikt over operasjonsfeltet, bruk av presise instrumenter og forsiktig koagulering av blodårene bidrar til å minimere risikoen for blødning.
- **Postoperativt**: Tett overvåking er viktig for å oppdage tegn på blødning tidlig, for eksempel dannelse av et hematom, økende smerter eller lavt blodtrykk. Behandlingen kan kreve operasjon for å stoppe blødningen og drenere hematomet.

5. Andre komplikasjoner knyttet til blødning :
- **Hematom**: Blodansamling i et operasjonsområde. Det kan kreve kirurgisk evakuering hvis det er stort eller hvis det utøver trykk på vitale strukturer.
- **Forsinket blødning**: Dette kan oppstå flere dager etter operasjonen, ofte som følge av betennelse eller infeksjon.

6. Viktigheten av forberedelser:
Før enhver operasjon er det viktig å innhente en fullstendig sykehistorie for å identifisere pasienter med økt blødningsrisiko, for eksempel pasienter som bruker antikoagulantia eller har blødningsforstyrrelser.

7. Samarbeid med andre spesialister:
I komplekse tilfeller kan det være nødvendig å samarbeide med vaskulære spesialister eller intervensjonsradiologer for å vurdere, forebygge og håndtere vaskulære komplikasjoner.

Til tross for sine utfordringer er kjeve- og ansiktskirurgi fortsatt en spesialitet der risikoen for vaskulære og hemoragiske komplikasjoner kan reduseres betydelig med riktig opplæring og omhyggelig oppmerksomhet på detaljer. Tydelig kommunikasjon med pasienten om risikoene og grundige forberedelser er avgjørende for å sikre optimale resultater.

Behandling av atypiske tilfeller

Selv om kjeve- og ansiktskirurgi er et svært spesialisert felt, omfatter det et bredt spekter av tilfeller, noen rutinemessige og andre utpreget atypiske. De sistnevnte utgjør ofte en utfordring for det medisinske teamet når det gjelder diagnostisering, planlegging og kirurgisk intervensjon.

1. Gjenkjenne atypiskhet :
Dette er den første utfordringen. Et atypisk tilfelle kan ha uvanlige symptomer, sjeldne kliniske presentasjoner eller komplekse komorbiditeter som endrer det tradisjonelle kliniske bildet. Noen ganger er det en kombinasjon av faktorer som gjør et tilfelle unikt.

2. *Diagnostisk tilnærming :*
En nøyaktig diagnose er hjørnesteinen i behandlingen av ethvert medisinsk tilfelle. I atypiske situasjoner kan dette kreve ytterligere undersøkelser, bruk av avanserte diagnostiske tester eller til og med konsultasjon med eksperter på beslektede områder.

3. *Kirurgisk planlegging :*
Et atypisk tilfelle kan ofte kreve en tilpasset eller personlig kirurgisk tilnærming. Dette kan omfatte bruk av utradisjonelle teknikker eller utstyr, eller modifisering av standardprosedyrer for å tilpasse dem til den spesifikke situasjonen.

4. *Håndtering av forventninger :*
Pasienter med atypiske tilfeller kan ha ulike forventninger til resultater, rekonvalesenstid og mulige komplikasjoner. Tydelig kommunikasjon er avgjørende for å sikre forståelse og informert samtykke.

5. *Tverrfaglig støtte :*
Atypiske tilfeller har ofte nytte av tverrfaglig behandling, der ulike spesialister samarbeider for å gi best mulig behandling. En pasient med en kompleks medfødt misdannelse kan for eksempel ha behov for ekspertisen til en kjeveortoped, en plastikkirurg og en kjeve- og ansiktskirurg.

6. *Postoperativ gjennomgang:*
Atypiske tilfeller kan ha uforutsigbare postoperative forløp. Tett oppfølging, regelmessige kontroller og av og til ytterligere inngrep kan være nødvendig for å sikre optimal rekonvalesens.

7. *Løpende opplæring og kunnskapsdeling:*
Ethvert atypisk tilfelle er en mulighet til å lære. Det er viktig for kjeve- og ansiktskirurger å holde seg oppdatert på den nyeste forskningen, teknikken og teknologien. I tillegg kan

det å dele erfaringer med det medisinske miljøet hjelpe andre fagpersoner som står overfor lignende situasjoner.

Selv om atypiske tilfeller innen kjeve- og ansiktskirurgi kan by på ekstra utfordringer, gir de også en unik mulighet for faglig utvikling, innovasjon og bedre pasientbehandling. En helhetlig, tverrfaglig og pasientsentrert tilnærming er nøkkelen til suksess i håndteringen av disse unike situasjonene.

Kapittel 26

LIVET ETTER OPERASJONEN: LANGSIKTIG OPPFØLGING

Etablere regelmessige overvåkingsprotokoller

Postoperativ oppfølging er en viktig del av behandlingen innen kjeve- og ansiktskirurgi. Den sikrer ikke bare korrekt tilheling, men identifiserer også komplikasjoner på et tidlig tidspunkt, optimaliserer estetiske og funksjonelle resultater og styrker tillitsforholdet mellom pasienten og det medisinske teamet. Det er derfor viktig å implementere strukturerte og systematiske oppfølgingsprotokoller.

1. Mål med oppfølgingen :
Hovedmålene med regelmessig oppfølging er å vurdere bedring, oppdage eventuelle komplikasjoner, sikre pasienttilfredshet og foreta justeringer eller tilleggsintervensjoner om nødvendig.

2. Første postoperative konsultasjon :
Denne konsultasjonen finner vanligvis sted noen dager etter operasjonen. Dette er en mulighet til å vurdere den første tilhelingen, sikre at pasienten følger de postoperative instruksjonene og svare på eventuelle spørsmål eller bekymringer.

3. Hyppighet av besøk :
Besøkshyppigheten avhenger av operasjonens art. Noen operasjoner krever ukentlige besøk til å begynne med, deretter månedlige, mens andre kanskje bare krever én eller to kontroller.

4. Spesifikke vurderinger :
Avhengig av type inngrep kan det være nødvendig med spesifikke vurderinger, for eksempel røntgen, skanning, muskelfunksjonstester eller estetiske vurderinger.

5. Oppfølgingens varighet :
Oppfølgingsperioden varierer avhengig av inngrepet. Noen

inngrep, som for eksempel tannekstraksjoner, kan kreve en oppfølging på noen uker til noen måneder, mens mer komplekse operasjoner, som ansiktsrekonstruksjon, kan kreve en oppfølging på flere år.

6. *Kommunikasjon med annet helsepersonell :*
Kjeve- og ansiktskirurger samarbeider ofte med andre spesialister. Regelmessig og omfattende kommunikasjon med disse faggruppene er avgjørende for en helhetlig pasientbehandling.

7. *Journalføring :*
Det er viktig å føre nøyaktige og detaljerte journaler for hver pasient, inkludert notater fra hver konsultasjon, fotografier, testresultater og annen relevant informasjon.

8. *Løpende pasientopplæring:*
Oppfølgingen er også en mulighet for løpende pasientopplæring om hjemmepleie, forebygging av komplikasjoner og generelt helsefremmende arbeid.

9. *Gjennomgang av protokoller :*
Oppfølgingsprotokoller bør gjennomgås regelmessig for å sikre at de gjenspeiler gjeldende beste praksis og oppfyller pasientenes skiftende behov.
Regelmessige oppfølgingsprotokoller innen kjeve- og ansiktskirurgi er avgjørende for å optimalisere pasientresultatene og minimere komplikasjoner. En systematisk, individualisert og pasientfokusert tilnærming vil sikre kvalitetsbehandling og tilfredsstillende resultater.

Håndtering av langsiktige problemer eller senkomplikasjoner

Selv om kjeve- og ansiktskirurgi er en kompleks og presis operasjon, kan det oppstå langtidskomplikasjoner eller senskader. Enten det dreier seg om en uventet ettervirkning eller en bivirkning av en operasjon, er langsiktig oppfølging avgjørende for å sikre pasientens velvære og et vellykket inngrep.

1. Arten av langsiktige komplikasjoner :
Komplikasjonene kan variere avhengig av den opprinnelige operasjonen. De kan omfatte deformiteter, ledddysfunksjon, kroniske smerter, hypertrofiske arr eller okklusjonsproblemer.

2. Regelmessig oppfølging :
Selv etter den umiddelbare postoperative perioden er det viktig å ha oppfølgingskonsultasjoner for å overvåke tilhelingsforløpet og sikre at det ikke oppstår latente problemer.

3. Løpende rehabilitering :
Noen pasienter kan ha behov for langvarig rehabilitering, særlig for å gjenvinne normal muskelfunksjon eller for å håndtere vedvarende smerter. Samarbeid med fysioterapeuter, logopeder og andre spesialister kan være nødvendig.

4. Ny operasjon :
I noen tilfeller kan det dessverre være nødvendig med en ny operasjon for å korrigere problemer som først har manifestert seg på lang sikt.

5. Pasientrådgivning og opplæring :
Det er viktig å informere pasienten om tegn på potensielle komplikasjoner, slik at de kan gjenkjenne dem og søke råd raskt. Disse tegnene kan være smerter, endringer i følelse eller bevegelighet eller synsforandringer.

6. Psykologisk behandling :
Langtidsvirkningene av kjeve- og ansiktskirurgi er ikke bare fysiske. Den psykologiske komponenten kan være vel så

viktig. Noen pasienter kan ha problemer med å tilpasse seg sitt nye utseende eller med å håndtere traumet etter en stor operasjon. I slike tilfeller kan psykologisk støtte være avgjørende.

7. Forebygging :
Den beste måten å håndtere langtidskomplikasjoner på er å forebygge dem. Nøye kirurgisk planlegging, upåklagelig teknikk og grundig postoperativ oppfølging kan redusere risikoen for senskader betydelig.

8. Forskning og tilbakemelding :
For stadig å kunne forbedre prosedyrer og teknikker er det viktig å samle inn data om langtidskomplikasjoner. Denne tilbakemeldingen kan bidra til å raffinere kirurgiske teknikker, forbedre kirurgens opplæring og veilede fremtidig forskning på området.

Håndtering av langvarige problemer eller senkomplikasjoner etter kjeve- og ansiktskirurgi krever en helhetlig tilnærming som omfatter medisinsk oppfølging, rehabilitering, psykologisk støtte og pasientopplæring. En proaktiv, pasientsentrert tilnærming vil sikre best mulig resultat og pasientens velvære på lang sikt.

Psykologisk støtte og sosial reintegrering

Kjeve- og ansiktskirurgi som fagområde er ikke begrenset til fysisk og funksjonell restaurering av ansikt og munn. Den har også dyptgripende konsekvenser for pasientens psyke, ettersom ansiktet gjenspeiler identitet og selvfølelse. Etter en operasjon kan pasienten stå overfor et utall psykologiske og sosiale utfordringer, og det er derfor det er så viktig å tilby omfattende omsorg for å hjelpe dem med å reintegrere seg i samfunnet.

1. Den psykologiske effekten av en operasjon :
En fysisk endring, selv om den er ønsket eller nødvendig, kan føre til en periode med tilpasning for pasienten. Spørsmål knyttet til identitet, selvfølelse og selvoppfatning kan bli forstyrret, noe som kan føre til følelser av tristhet, forvirring eller til og med sorg.

2. Terapeutisk støtte :
Terapi hos en psykolog eller psykiater kan være viktig for å hjelpe pasienten med å navigere i denne vanskelige perioden. Denne hjelpen kan være rettet mot problemer som depresjon, angst eller posttraumatisk stress.

3. Støttegrupper:
Støttegrupper er et sted der pasienter kan dele erfaringer, lære av hverandre og støtte hverandre. Disse møtene kan ofte bidra til å normalisere følelsene deres og forsikre dem om at de ikke er alene om å slite.

4. Forberedelse til sosial reintegrering :
Omverdenens reaksjoner på pasientens utseende etter operasjonen kan variere. Noen pasienter kan være redde for å bli dømt, stigmatisert eller isolert. Informasjonsmøter, coaching eller sosial simulering kan bidra til å forberede pasienten på disse interaksjonene.

5. Rehabiliteringsprogrammer:
Skreddersydde programmer for å hjelpe pasienten med å gjenvinne yrkesferdigheter, komme tilbake i jobb eller gjenoppta sine vanlige aktiviteter kan være nyttige.

6. Pasientens omgivelser :
Det er viktig å involvere pasientens familie og nære venner i rekonvalesensprosessen. Å støtte dem og informere dem om hva de kan forvente og hvordan de kan hjelpe pasienten, kan utgjøre hele forskjellen.

7. Aksept og selvtillit:
Det er viktig å samarbeide med pasienten for å hjelpe ham eller henne til å akseptere og elske sitt nye utseende, anerkjenne sin egenverdi og styrke selvtilliten.

8. Langsiktig oppfølging :
Sosial reintegrering og psykologisk støtte stopper ikke når pasienten forlater sykehuset. Regelmessig oppfølging, psykologiske kontroller og sjekkpunkter kan bidra til å identifisere og håndtere eventuelle nye problemer.
Kjeve- og ansiktskirurgi stopper ikke i operasjonssalen. For å sikre ekte helbredelse og vellykket reintegrering er det viktig å ta hensyn til pasientens psykologiske og sosiale velvære. Ved å innta en helhetlig, pasientsentrert tilnærming kan helsepersonell virkelig forandre livet til dem de tar seg av.

Kapittel 27

PASIENTSIKKERHET OG RISIKOSTYRING

Sikkerhetsprotokoller på operasjonsstuen

Operasjonssalen er åstedet for komplekse og presise medisinske inngrep, spesielt innen kjeve- og ansiktskirurgi. I dette miljøet er pasientsikkerheten det aller viktigste, noe som gjør det viktig med strenge, veldefinerte protokoller.

Fra det øyeblikket pasienten kommer inn i rommet, er hvert eneste trinn planlagt for å eliminere enhver mulighet for feil. Prosessen med å kontrollere pasientens identitet er grundig, og sikrer at riktig inngrep utføres på riktig pasient. Når dette er bekreftet, klargjøres og desinfiseres inngrepsområdet med den største forsiktighet, samtidig som pasientens komfort ivaretas.

Utstyret som brukes, kontrolleres nøye. Alt fra steriliserte instrumenter til livsopprettholdende maskiner har sine egne sikkerhetsprotokoller. Korrekt bruk av anestesiapparater er for eksempel avgjørende for å sikre en problemfri drift.
Kommunikasjon er avgjørende for sikkerheten på operasjonsstuen. Det kirurgiske teamet er i konstant dialog og deler viktig informasjon i sanntid. Allerede før det første snittet bekrefter kirurgen prosedyren som skal følges, slik at alle i teamet er innforstått med forventninger og ansvarsområder.

Under operasjonen overvåkes pasienten kontinuerlig. Vitale tegn overvåkes kontinuerlig, og alle avvik, uansett hvor små de måtte være, rapporteres og behandles umiddelbart. Det betyr at enhver uforutsett hendelse kan forutsees og håndteres effektivt.

Operasjonsstuen er også et sted der hygiene er av største viktighet. Aseptiske rutiner følges nøye for å unngå enhver form for kontaminering eller infeksjon. Teammedlemmene er kledd i sterile klær og følger strenge regler for håndvask og bruk av hansker.

Etter operasjonen overføres pasienten forsiktig til et oppvåkningsrom der han eller hun overvåkes nøye for å sikre en trygg oppvåkning fra narkosen. Kirurgen gjennomgår deretter detaljene i inngrepet med pasienten og de pårørende for å forsikre seg om at alt er forstått og at planen for den postoperative behandlingen er klart definert.

Denne konstante bekymringen for sikkerheten, som er forankret i alle faser av operasjonen, gjenspeiler kjeve- og ansiktskirurgiens ufravikelige engasjement for pasientenes velvære.

Håndtering av hendelser og uønskede hendelser

I likhet med alle andre medisinske spesialiteter er heller ikke kjeve- og ansiktskirurgi immun mot uønskede hendelser. Selv om slike situasjoner er sjeldne, krever de proaktiv, metodisk og transparent håndtering for å ivareta pasientsikkerheten og opprettholde befolkningens tillit til helsevesenet.

Når en hendelse inntreffer, er den umiddelbare prioriteten å sikre pasientens stabilitet og velvære. Det medisinske teamet setter inn alle nødvendige ressurser og ferdigheter for å stabilisere situasjonen, korrigere avviket og forhindre ytterligere skade.

I etterkant av hendelsen iverksettes det systematisk en intern gransking for å finne årsakene. Denne tilnærmingen er en del av arbeidet med å kontinuerlig forbedre kvaliteten på pleien. De involverte fagpersonene oppfordres til å dele sine observasjoner og analyser uten frykt for represalier, fordi det er ved å identifisere feil som kan unngås i fremtiden.

Et sentralt element i hendelseshåndteringen er åpen kommunikasjon med pasienter og pårørende. De må informeres om hendelsen, hvilke tiltak som er iverksatt for å avhjelpe den, og hvilke konsekvenser den kan få for helsen deres. Denne ærlige og åpne tilnærmingen styrker tillitsforholdet mellom pasienten og helsepersonellet.

Samtidig er det etablert rapporteringsprotokoller for å varsle relevante tilsynsmyndigheter og faginstanser. Disse rapportene er avgjørende for å overvåke trender, identifisere gjentagende risikoer og utvikle forebyggingsstrategier på nasjonalt nivå.

Når analysen er fullført, innarbeides erfaringene fra hendelsen i den løpende opplæringen av teamene våre. Det arrangeres workshops, simuleringer og opplæringskurs for å sikre at alle fagpersoner er godt rustet til å forutse og håndtere denne typen situasjoner.

Til slutt er implementeringen av korrigerende tiltak ofte basert på en tverrfaglig tilnærming. Enten det dreier seg om å justere protokoller, oppdatere utstyr eller gjennomgå arbeidsmetoder, er alle endringer utformet for å forbedre sikkerheten og kvaliteten på inngrepene.

Hendelseshåndtering innen kjeve- og ansiktskirurgi er derfor en strukturert, pasientsentrert og fremtidsrettet prosess. Den gjenspeiler spesialitetens forpliktelse til å tilby behandling av høyeste kvalitet, selv under de mest uforutsette omstendigheter.

Fremme en sikkerhetskultur innad i teamet

I den dynamiske og ofte uforutsigbare verdenen som kjeve- og ansiktskirurgi er, er pasientsikkerhet av største betydning. Sikkerhet er ikke bare en rekke protokoller og retningslinjer, men en sinnstilstand, en kultur. Å fremme en slik kultur i et medisinsk team krever en multifaktoriell tilnærming som fokuserer på samarbeid, opplæring og myndiggjøring.

For det første er det viktig å anerkjenne at hvert medlem av teamet, enten det er kirurg, sykepleier, anestesilege eller tekniker, har en unik ekspertise og et unikt perspektiv. Ved å skape et miljø der alle blir hørt og verdsatt, oppmuntres det til å gi tilbakemeldinger, særlig om eventuelle bekymringer eller avvik. Målet er å skape et tillitsfullt klima der frykten for represalier eller fordømmelse ikke hindrer kommunikasjon.

Kontinuerlig opplæring er også en bærebjelke i denne kulturen. Medisinske fremskritt, ny teknologi og tilbakemeldinger fra tidligere hendelser må regelmessig innarbeides i opplæringsprogrammene. Simuleringer, praktiske workshoper og gjennomgang av virkelige tilfeller bidrar til å forberede teamet på de daglige utfordringene, samtidig som sikkerhetsreflexsene styrkes.

Ansvarlighet er et annet viktig element. Hvert enkelt teammedlem må forstå sin rolle i sikkerhetskjeden og være klar over hvilken innvirkning handlingene deres har på pasienten og kollegene. Evaluerings- og tilbakemeldingssystemer, enten de er formelle eller uformelle, kan bidra til å styrke dette individuelle og kollektive ansvaret.

I tillegg har innføringen av sjekklister, som i stor grad er inspirert av luftfarten, vist seg å være et effektivt verktøy for å sikre at alle kritiske trinn i en prosedyre blir fulgt. I tillegg til å være praktiske verktøy er sjekklistene også en konstant påminnelse om hvor viktig det er å være nøye og systematisert når det gjelder sikkerhet.

Det er også viktig å feire suksesser og forbedringer. Anerkjennelse og verdsetting av god praksis og individuelle eller kollektive tiltak som forbedrer sikkerheten, bidrar til å forankre denne kulturen i teamet.

Endelig går en sikkerhetskultur hånd i hånd med en kultur for kontinuerlig forbedring. Dette innebærer regelmessige spørsmål, evne til å tilpasse seg nye data og et konstant ønske om å gjøre det bedre, til beste for pasienten og hele teamet.

Å fremme en sikkerhetskultur innen kjeve- og ansiktskirurgi er en kontinuerlig prosess basert på samarbeid, opplæring, ansvarlighet og åpen kommunikasjon. Ved å sette sikkerhet i sentrum for alt vi gjør, er teamet i stand til å gi best mulig behandling.

Pust inn og forbered deg neste generasjon Sykepleiere

Fremtidens helsevesen hviler på skuldrene til neste generasjons helsepersonell, og kjeve- og ansiktssykepleiere har en viktig rolle å spille i dette landskapet. Det er en viktig oppgave å inspirere og forberede denne nye bølgen av entusiaster ved å kombinere veiledning, utdanning, praktisk erfaring og personlig utvikling.

Til å begynne med er det viktig å vise disse fremtidige yrkesutøverne hvilken reell og håndgripelig innvirkning de kan ha på pasientenes liv. Historier fra virkeligheten, pasientuttalelser og tilbakemeldinger fra erfarne sykepleiere kan tjene som konkrete eksempler og vise ikke bare utfordringene i yrket, men også de følelsesmessige fordelene det gir.

Mentorskap er en hjørnestein i utdanningen. Det er uvurderlig for en ung sykepleier å ha en veileder, en fortrolig, en som deler av sin kunnskap og erfaring. Mentorer kan hjelpe til med å styre karrieren, utvikle kliniske ferdigheter og navigere i yrkets emosjonelle og etiske kompleksitet.

Formell utdanning er selvsagt fortsatt kjernen i forberedelsene. Opplæringsprogrammene må kontinuerlig oppdateres for å gjenspeile medisinske fremskritt, ny teknologi og beste praksis. I tillegg gir praktisk opplæring, gjennom praksisplasser og simuleringer, studentene mulighet til å bli kjent med det virkelige miljøet på en operasjonsstue eller pleieenhet.
Personlig utvikling er også viktig. Sykepleiere innen kjeve- og ansiktskirurgi står ofte overfor stressende og følelsesladde situasjoner, og må vise motstandskraft, empati og kommunikasjonsevner. Workshops og opplæringskurs med fokus på trivsel, stressmestring og effektiv kommunikasjon er verktøy som gjør sykepleierne bedre rustet til å møte de emosjonelle utfordringene i yrket.

For å inspirere må vi også vise mangfoldet av muligheter. Selv om kjeve- og ansiktskirurgi er spesialisert, finnes det mange ulike karriereveier, enten det er innen forskning, utdanning, ledelse eller klinisk spesialistpraksis.

Til slutt er det viktig å skape en følelse av tilhørighet til et fellesskap. Ved å oppmuntre unge sykepleiere til å delta i fagforeninger, konferanser og nettverksarrangementer får de et bredere syn på rollen sin og blir en del av et sammensveiset og støttende fellesskap.

Å utdanne neste generasjons sykepleiere innen kjeve- og ansiktskirurgi innebærer å investere i fremtidens helsetjenester, sikre kvalitetsbehandling for pasientene og fortsette å drive denne spennende spesialiteten fremover. Det er et felles ansvar som krever engasjement, lidenskap og en visjon for fremtiden.

Kapittel 28

HÅNDTERING AV SPESIFIKKE TILFELLER

Kjeve- og ansiktskirurgi hos eldre

Med økende levealder og en bedre forståelse av eldres spesifikke helsebehov har kjeve- og ansiktskirurgi blitt et stadig mer aktuelt tema. Den kirurgiske tilnærmingen til eldre pasienter byr på unike utfordringer og muligheter, og krever nøye oppmerksomhet på kliniske, fysiologiske og psykososiale detaljer.

Eldre mennesker står ofte overfor komplekse medisinske problemer. Kroppen har gjennomgått flere tiår med slitasje, eksponering for ulike sykdommer og fysiologiske endringer som kan påvirke hvordan de reagerer på kirurgi. Komorbiditet, som hjertesykdom, diabetes eller høyt blodtrykk, er vanlig og kan komplisere den pre-, intra- og postoperative behandlingen.

Aldringsprosessen påvirker også kjeve- og ansiktsregionen direkte. Knoklene kan bli skjørere eller gå i oppløsning, vevet mister sin elastisitet og huden blir tynnere. Disse endringene kan påvirke hvilken type inngrep som anbefales og forventningene til resultatet.

Det psykososiale aspektet bør ikke neglisjeres. Eldre pasienter kan være bekymret for utseende, identitet og livskvalitet etter operasjonen. Det er viktig å anerkjenne og respektere disse bekymringene, samtidig som man sørger for passende opplæring og emosjonell støtte.

Kommunikasjon med eldre pasienter krever ofte en skreddersydd tilnærming. Det kan være barrierer knyttet til nedsatt hørsel eller kognitive evner, eller rett og slett økt angst for inngrepet. Det er viktig å etablere et tillitsforhold og sørge for at pasienten og familien er fullt informert og komfortable med den foreslåtte behandlingsplanen.

Rekonvalesensperioden kan også være lengre eller mer komplisert hos eldre. Det er viktig å forutse og håndtere potensielle komplikasjoner, sørge for regelmessig oppfølging og tilby rehabilitering som er skreddersydd for deres spesifikke behov.

Tett samarbeid med andre spesialister, for eksempel geriatere, kardiologer eller anestesileger, er ofte avgjørende for å sikre fullstendig og trygg behandling. Disse tverrfaglige teamene gjør det mulig å takle de spesifikke utfordringene til eldre pasienter fra alle vinkler.

Kjeve- og ansiktskirurgi på eldre er en rik og kompleks spesialitet. Det krever medisinsk ekspertise, en dyp forståelse av aldersrelaterte endringer og en human, empatisk tilnærming. Belønningen er imidlertid enorm, ettersom det gir denne gruppen muligheten til å forbedre livskvaliteten, selvfølelsen og den generelle helsen.

Pasientbehandling med spesifikke behov (funksjonshemming, komorbiditet)

I likhet med andre medisinske spesialiteter krever kjeve- og ansiktskirurgi en individuell tilnærming, spesielt når det gjelder behandling av pasienter med spesifikke behov. Disse pasientene kan ha fysiske eller psykiske funksjonshemninger, komorbiditet eller andre særtrekk som gjør behandlingen både vanskelig og viktig.

En pasient med en funksjonsnedsettelse, enten den er synlig, for eksempel en motorisk funksjonsnedsettelse, eller usynlig, for eksempel en autismespekterforstyrrelse, krever spesiell omtanke. Det er viktig å sørge for enkel tilgang til fasiliteter, å tilpasse utstyr om nødvendig, men også å tilpasse kommunikasjonen for å sikre pasientens forståelse og komfort. Enkle tiltak, som tegnspråktolk eller bruk av visuelle hjelpemidler, kan utgjøre hele forskjellen.

Komorbiditet gjør det hele enda mer komplekst. En pasient med diabetes kan for eksempel ha problemer med tilhelingen, mens en pasient med hjerte- og karsykdom kan ha økt risiko forbundet med anestesi. Samarbeid med andre spesialister, som endokrinologer, kardiologer eller nefrologer, er ofte nødvendig for å utvikle en sikker og effektiv behandlingsplan.

Løpende opplæring av medisinsk og paramedisinsk personale er avgjørende for å sikre at de er godt rustet til å møte disse pasientenes behov. Dette omfatter ikke bare medisinsk opplæring, men også opplæring i kommunikasjon, psykologi og sosiologi for bedre å kunne forstå og imøtekomme pasientenes behov.

Nøkkelen er aktiv lytting og medfølelse. Det er viktig å anerkjenne og validere hver enkelt pasients bekymringer og behov, og å strebe etter å gi pasientsentrert omsorg som tar hensyn til helheten i pasientens tilværelse.

Teknologi spiller også en viktig rolle. Bruk av tilpasset utstyr, spesialiserte applikasjoner for å lette kommunikasjonen eller innovative kirurgiske teknikker kan forbedre kvaliteten på behandlingen betraktelig.

Omsorg for pasienter med spesielle behov innen kjeve- og ansiktskirurgi er ikke bare et spørsmål om medisinsk kompetanse. Det er en helhetlig tilnærming som krever empati, tverrfaglighet og et konstant ønske om å tilpasse og forbedre behandlingen for å imøtekomme den enkeltes behov.

Pasienter med en tidligere historie operasjon eller behandling

Pasientens operasjons- eller behandlingshistorikk er ofte avgjørende for planleggingen og gjennomføringen av kjevekirurgiske inngrep. Nøyaktig kunnskap om denne historikken bidrar ikke bare til å forutse potensielle utfordringer, men også til å forebygge potensielle komplikasjoner.

Når en pasient har gjennomgått tidligere operasjoner i kjeve- og ansiktsregionen, kan det bety at anatomiske strukturer har blitt modifisert eller til og med endret. Vevsarr kan for eksempel begrense hudens elastisitet eller hindre tilgangen til visse områder. På samme måte kan eksisterende beintransplantater eller implantater påvirke planleggingen og gjennomføringen av en ny operasjon.

I tillegg kan pasienter som har gjennomgått behandlinger som strålebehandling, ha endret vev som heler annerledes og er mer utsatt for infeksjoner. Strålebehandling, spesielt i hode- og halsregionen, kan føre til redusert vaskularisering av vevet, noe som gjør bestrålte områder mer sårbare.

Det er også viktig å ta hensyn til eventuelle medisiner som pasienten har tatt eller fortsatt tar, da disse kan påvirke responsen på anestesi, blodkoagulasjon og evnen til å heles. For eksempel kan pasienter som bruker antikoagulantia, kreve spesiell behandling for å minimere blødningsrisikoen.

Dialog med pasienten er avgjørende for å få en fullstendig sykehistorie. Tidligere journaler, røntgenbilder, operasjonsrapporter og andre relevante dokumenter må undersøkes nøye.

Tverrfaglig samarbeid med andre spesialister som har behandlet pasienten tidligere, er også nyttig. De kan gi verdifull informasjon om arten og resultatene av tidligere intervensjoner eller behandlinger, samt anbefalinger for de neste trinnene.

Behandlingen av pasienter som tidligere har gjennomgått kjeve- og ansiktskirurgi eller -behandling, krever en grundig, informert og samarbeidsorientert tilnærming. Hver pasient er unik, og pasientens helsehistorikk og tidligere behandlinger er et viktig kapittel for å sikre optimal og trygg behandling ved fremtidige operasjoner.

Kapittel 29

KJEVE- OG ANSIKTSKIRURGI I EN GLOBAL SAMMENHENG

Forskjeller og likheter i omsorgen rundt om i verden

Selv om kjeve- og ansiktskirurgi er forankret i universelle medisinske prinsipper, påvirkes den av en rekke faktorer rundt om i verden, inkludert kulturelle, sosioøkonomiske og utdanningsmessige faktorer. Samtidig som man anerkjenner disse variasjonene, er det viktig å merke seg at det også finnes slående likheter i tilnærmingen til denne spesialiteten.

Likheter:
- **Grunnleggende prinsipper**: De anatomiske og fysiologiske prinsippene som ligger til **grunn for** kjeve- og ansiktskirurgi er universelle. Bein-, muskel-, kar- og nervestrukturer er de samme fra individ til individ, uansett hvor de befinner seg.
- **Behandlingsmål**: Uavhengig av kontekst er hovedmålet med kjeve- og ansiktskirurgi å gjenopprette form og funksjon, samtidig som pasientens velvære ivaretas.
- **Utdanning og opplæring**: Selv om utdanningsløpene kan variere, legges det generelt vekt på solid akademisk og klinisk opplæring. Mange institusjoner streber etter å oppfylle internasjonale standarder.

Forskjeller:
- **Tilgang til behandling**: I utviklede land er tilgangen til kjeve- og ansiktskirurgisk behandling ofte lettere tilgjengelig takket være en robust helseinfrastruktur. I noen utviklingsregioner kan imidlertid tilgangen være begrenset på grunn av økonomiske eller geografiske begrensninger eller mangel på spesialister.
- **Teknologi og utstyr** : Avansert teknologi, som for eksempel robotassistert kirurgi og 3D-avbildning, er allment tilgjengelig i velstående land. På den annen side kan disse innovasjonene være utenfor rekkevidde eller begrenset i mindre privilegerte regioner.

- **Kulturelle og sosiale praksiser**: Estetiske standarder, religiøs tro og kulturelle tradisjoner kan påvirke etterspørselen etter spesifikke inngrep og hvordan de oppfattes. I noen kulturer kan for eksempel et arr anses som et tegn på mot, mens det i andre kulturer kan oppfattes som stigmatiserende.
- **Reguleringer og standarder**: Kliniske standarder, behandlingsprotokoller og regulatoriske krav kan variere betydelig fra land til land.

Selv om kjeve- og ansiktskirurgi er basert på universelle prinsipper, gjenspeiler anvendelsen og utøvelsen av denne spesialiteten ofte den komplekse blandingen av kulturelle, økonomiske og utdanningsmessige påvirkninger som er spesifikke for hver region i verden. I takt med globaliseringen og den økte kunnskapsdelingen er det imidlertid en økende konvergens i standarder og praksis, noe som bidrar til bedre kvalitet på behandlingen for alle.

Bidra til internasjonale medisinske oppdrag

Internasjonale medisinske oppdrag er en mulighet for helsepersonell til å overskride landegrenser, gi omsorg til de som trenger det mest og lære av andre kulturer og miljøer. Disse oppdragene kan ta mange former, fra respons på naturkatastrofer til rekonstruktiv kirurgi og vaksinasjonsprogrammer. Slik kan du som enkeltperson bidra til disse viktige oppdragene:

- **Vurdere kompetansen din**: Før du tar steget, er det viktig å vurdere kompetansen og erfaringen din. Noen kan tilby kirurgisk ekspertise, mens andre kan ha kompetanse innen helsepedagogikk eller logistikk.
- **Undersøkelser og valg av troverdige organisasjoner**: Det finnes mange frivillige

organisasjoner og foreninger som organiserer medisinske oppdrag. Det er viktig å velge en anerkjent organisasjon som kan vise til gode resultater når det gjelder kvalitet og etikk.

- **Opplæring og forberedelser**: Det er ofte nødvendig å gjennomgå spesifikk opplæring før avreise. Dette kan omfatte kurs i tropisk helse, beredskap, lokal kultur eller språk.
- **Fleksibilitet og tilpasningsdyktighet**: Å arbeide under andre forhold enn i din vanlige praksis krever en høy grad av tilpasningsdyktighet. Ressursene kan være begrensede, og rutinene kan variere.
- **Interkulturelt samarbeid**: Respekt for og forståelse av lokale skikker, tro og tradisjoner er avgjørende for å etablere et tillitsforhold til lokalsamfunnet og de andre teammedlemmene.
- **Langsiktig forpliktelse**: Selv om noen oppdrag er av kort varighet, kan det være en fordel å forplikte seg over lengre tid for å sikre kontinuitet i omsorgen og opplæring av lokalt fagpersonell.
- **Deling og opplæring**: Etter hjemkomsten kan deltakerne dele sine erfaringer med kolleger, noe som gir et unikt perspektiv og øker bevisstheten om viktigheten av helhetlig behandling.
- **Økonomisk støtte eller støtte i form av naturalier**: Hvis du ikke fysisk kan delta i et oppdrag, kan du likevel støtte disse initiativene ved å donere penger, skaffe medisinsk utstyr eller delta i innsamlingsarrangementer.
- **Følelsesmessige forberedelser**: Medisinske oppdrag kan være både givende og følelsesmessig krevende. Det er viktig å være mentalt forberedt og ha støttemekanismer på plass.
- **Etiske standarder**: Det er viktig å opprettholde de høyeste etiske standarder og alltid sikre at vi handler i pasientenes beste interesse.

Å bidra til internasjonale medisinske oppdrag er en berikende opplevelse som ikke bare gir mulighet til å hjelpe andre, men også til å lære, vokse og se verden i et nytt lys. Med lidenskap og engasjement kan hver enkelt gjøre en betydelig forskjell.

Forståelse av ulikheter i behandling og rettsmidler

Helseforskjeller er ulikheter og urettferdige forskjeller i helse og helsetilbud mellom ulike befolkningsgrupper. Disse forskjellene kan være basert på en rekke faktorer, blant annet rase, etnisitet, kjønn, alder, sosioøkonomisk nivå, seksuell legning, geografi og andre sosiodemografiske kjennetegn. Å forstå og utjevne disse forskjellene er avgjørende for å sikre likeverdige helsetjenester for alle.

1. Erkjennelse av at det finnes forskjeller:
Det er viktig å erkjenne at det finnes forskjeller. Studier og forskning viser tydelig at visse grupper får dårligere helsehjelp på grunn av fordommer, stereotypier og systemiske barrierer.

2. Utdanning og opplæring :
Bevisstgjøring og opplæring av helsepersonell om eksisterende ulikheter og årsakene til dem kan bidra til å redusere ubevisste fordommer. Kulturell opplæring kan hjelpe helsepersonell til å forstå de spesifikke behovene til pasienter med ulik bakgrunn.

3. Tilgang til helsetjenester :
Ulikheter er ofte knyttet til tilgjengelighet. Det er viktig å sikre at alle har tilgang til helsetjenester av høy kvalitet, enten det dreier seg om å gjøre tjenester tilgjengelige i

distriktene, redusere kostnadene for personer med lav inntekt eller tilby språktjenester for ikke-engelsktalende.

4. Samfunnsengasjement :
Lytting til og direkte samarbeid med de berørte lokalsamfunnene for å forstå deres behov og skape løsninger sammen med dem. Dette kan også bidra til å bygge tillit mellom helsepersonell og lokalsamfunn.

5. Datainnsamling og analyse :
Det er viktig å samle inn data om rase, etnisitet, språk og andre sosiodemografiske indikatorer. Disse dataene kan brukes til å identifisere hvor forskjellene finnes, og til å overvåke hvordan det går med å utjevne dem.

6. Orientert søk :
Fremme forskning med fokus på minoritetsbefolkningens helse og helseforskjeller. Dette kan bidra til å utvikle spesifikke tiltak og informere offentlig politikk.

7. Samarbeid på tvers av sektorer :
Samarbeid med andre sektorer, som utdanning, bolig, arbeid og transport, for å takle de sosiale helsedeterminantene som bidrar til helseforskjeller.

8. Advokatvirksomhet :
Helsepersonell og helseinstitusjoner kan spille en ledende rolle i arbeidet for en rettferdig politikk, enten det er på lokalt, nasjonalt eller internasjonalt nivå.

9. Ressurser og finansiering :
Allokere ressurser og midler spesielt til å bekjempe helseforskjeller. Dette kan omfatte tilskudd til forskning, samfunnsprogrammer eller utdanningsinitiativer.

10. Kontinuerlig vurdering :
Regelmessig overvåking og evaluering av fremgangen er avgjørende for å sikre at forskjellene virkelig reduseres.

Å utjevne forskjellene i helsetjenester krever en samordnet, flerdimensjonal innsats fra alle aktører i helsesektoren. For hvert skritt som tas for å redusere disse forskjellene, kommer samfunnet nærmere et virkelig rettferdig helsevesen for alle.

Kapittel 30

ETISKE SPØRSMÅL OG SAMFUNNSMESSIGE FREMSKRITT

Håndtering av tilfeller der pasientens forventninger avviker fra de medisinske rådene.

Når pasientens forventninger avviker fra medisinske råd eller anbefalinger, kan det føre til komplekse og vanskelige situasjoner. Det er viktig å møte disse forskjellene med sensitivitet, respekt og profesjonalitet. Her er en fremgangsmåte for å navigere i slike situasjoner:

1. Aktiv lytting :
Begynn alltid med å lytte til pasienten uten å avbryte. Å forstå pasientens ståsted, frykt, bekymringer og forventninger er avgjørende for å etablere en dialog.
2. Still åpne spørsmål:
Oppmuntre til diskusjon ved å stille spørsmål som oppmuntrer pasienten til å uttrykke følelser, bekymringer og ønsker, for eksempel "Kan du fortelle meg mer om bekymringene dine?".
3. Bekreft pasientens følelser:
Selv om du ikke er enig, er det viktig å bekrefte pasientens følelser. Du kan si: "Jeg forstår hvorfor du føler det slik...".
4. Presiser anbefalingene dine:
Formuler dine faglige synspunkter på en klar og enkel måte, og forklar de underliggende årsakene til anbefalingen. Bruk evidens og data for å underbygge synspunktene dine.
5. Ta opp bekymringer og myter:
Pasienten kan ha feilinformasjon eller forutinntatte meninger. Ta tak i dette på en taktfull måte og gi tydelig og saklig informasjon.
6. Forklar risiko og fordeler:
Sørg for at pasienten forstår fordelene og ulempene, risikoen og fordelene ved hvert alternativ.
7. Tilby alternativer, hvis mulig:
Hvis det er medisinsk hensiktsmessig, kan du diskutere

alternativer eller kompromisser som kan tilfredsstille både pasienten og de medisinske standardene.

8. Oppfordre til å innhente en ny vurdering:
Hvis pasienten fortsatt er nølende eller usikker, kan du foreslå at han eller hun innhenter en second opinion. Dette kan øke pasientens tillit til beslutningsprosessen.

9. Sørg for at pasienten gir informert samtykke:
Hvis pasienten bestemmer seg for å gå en annen vei enn det du har anbefalt, må du sørge for at han eller hun forstår konsekvensene av avgjørelsen og dokumentere den.

10. Dokumenter samtalen:
Ta detaljerte notater om hva som ble diskutert, inkludert pasientens bekymringer og de anbefalingene som ble gitt.

11. Oppfølging:
Tilby pasienten en oppfølging etter en viss tid for å høre hvordan det går med ham/henne og for å diskutere eventuelle bekymringer.

12. Tenk over din egen kommunikasjon:
Det er alltid lurt å reflektere over hvordan du kommuniserer med pasientene. Se etter måter du kan forbedre deg på for å gjøre kommunikasjonen så tydelig og empatisk som mulig.

Å håndtere disse forskjellene krever en kombinasjon av empati, lytting, opplæring og samarbeid. Målet er å sikre at pasientene får riktig behandling, samtidig som deres autonomi og personlige valg respekteres.

Medisinske beslutninger i spesifikke kulturelle eller religiøse kontekster

For å navigere i det medisinske landskapet kreves det en dyp sensitivitet og forståelse for pasientenes kulturelle og religiøse bakgrunn. Denne troen og praksisen kan påvirke hvordan pasientene oppfatter sykdom, behandling, død og helsepersonellets rolle. Her er en flytende gjennomgang av utfordringene og anbefalte tilnærminger i slike situasjoner:

Verden er en kompleks mosaikk av kulturer, tradisjoner og trosretninger. Hver kultur og religion bringer med seg et rikt utvalg av ritualer, praksiser og verdier som ofte kan spille en dominerende rolle i folks tilnærming til helsevesenet.

Tenk deg en muslimsk pasient som under den hellige måneden Ramadan velger å faste fra soloppgang til solnedgang. En slik avgjørelse kan få konsekvenser for medisinering, blodsukkerkontroll og til og med planlegging av operasjoner. Eller tenk på Jehovas vitner, som har en tro som forbyr blodoverføring, noe som skaper unike utfordringer innen kirurgi og onkologi.

For helsepersonell er det første steget å anerkjenne og validere disse forskjellene. Empati er nøkkelen. Det handler ikke bare om å forstå hva pasienten føler, men også hvorfor han eller hun føler det. Det er avgjørende å ta seg tid til å stille spørsmål, lytte nøye og skape et rom der pasienten føler seg respektert og hørt.

Men lytting er bare halve ligningen. Opplæring spiller også en viktig rolle. I noen tilfeller kan det være mulig å finne et kompromiss som respekterer pasientens tro og samtidig garanterer pasientens sikkerhet. Kan man for eksempel legge om medisineringsplanene under ramadan, eller bruke alternativer til blodoverføring for Jehovas vitner?

Det hender også at medisin og kulturelle eller religiøse overbevisninger kommer i direkte konflikt med hverandre. I slike tilfeller er det viktig med tydelig, ærlig og respektfull kommunikasjon. Det er viktig å sikre at pasienten (eller familien) fullt ut forstår risikoene og fordelene som er forbundet med hver enkelt beslutning.

Det kan også være nyttig å samarbeide med religiøse ledere. Disse personene kan bidra med verdifull innsikt, mekling og åndelig støtte til pasienten.

Å ta medisinske beslutninger i en bestemt kulturell eller religiøs kontekst er en vanskelig balansegang. Det krever fleksibilitet, tålmodighet, respekt og fremfor alt ydmykhet. I denne balansegangen er det viktig å huske på at hver pasient er unik, med sin egen historie, tro og sine egne behov. Og det er ved å anerkjenne og respektere denne individualiteten at helsepersonell kan tilby best mulig behandling.

Etikken i kosmetisk kirurgi til ikke-medisinske formål

Kosmetisk kirurgi, en gren av plastikkirurgien, har lenge vært gjenstand for etisk debatt, særlig når den utføres for ikke-medisinske formål. Fremveksten av kosmetisk kirurgi i en verden der utseende spiller en nøkkelrolle, setter søkelyset på komplekse spørsmål om individuell autonomi, identitet, samfunnspress og medisinens grenser.

Bli med meg på en reise gjennom den etiske refleksjonens nyanserte verden:
Sentralt i debatten står ideen om autonomi. Har den enkelte rett til å endre kroppen sin slik han eller hun ønsker, selv om det ikke er medisinsk nødvendig? De fleste etikere vil hevde at ja, voksne mennesker har rett til å ta informerte beslutninger om sin egen kropp, så lenge det ikke skader andre.

Men her får ordet "informert" en avgjørende betydning. Informert samtykke handler ikke bare om å forstå den medisinske risikoen, men også om å være klar over underliggende motivasjoner, potensielt urealistiske forventninger og påvirkning fra samfunnsnormer. Hvis en person ønsker å gjennomgå en operasjon på grunn av sosialt press eller lav selvtillit, er beslutningen da virkelig autonom?

Det bringer oss til et annet viktig poeng: estetiske standarder er i stor grad formet av kultur, samfunn og media. I et samfunn som er besatt av ungdom og skjønnhet, kan vi da si at ønsket om et inngrep virkelig er et fritt valg, eller er det et produkt av ytre påvirkning og ofte uoppnåelige standarder?
Det er også et spørsmål om ressurser. I mange deler av verden er tilgangen til medisinsk behandling begrenset. Er det etisk forsvarlig å bruke dyrebare medisinske ressurser på ikke-essensielle kosmetiske inngrep når andre kunne hatt nytte av livsviktig medisinsk behandling?

Og så har vi det kommersielle aspektet. Kosmetisk kirurgi er en lukrativ bransje. Hvordan kan vi være sikre på at beslutningene som tas av kirurgene ikke er påvirket av økonomisk vinning? Blir pasientene utnyttet, eller er kosmetisk kirurgi bare et svar på en legitim etterspørsel i markedet?

Til slutt har vi debatten om selve kjernen i medisinen. I den hippokratiske eden står det: "Først skal du ikke gjøre skade". Men hva betyr "skade" i denne sammenhengen? Hvis et inngrep forbedrer en persons psykiske velvære, selv om det ikke er medisinsk nødvendig, kan det da sies å være skadelig?

Å navigere i dette etiske farvannet krever dyp refleksjon, ikke bare av kirurgene selv, men også av samfunnet som helhet. Etter hvert som kosmetisk kirurgi utvikler seg, er det viktig at den etiske debatten også utvikler seg, med fokus på den enkeltes velvære, autonomi og verdighet.

Kapittel 31

FREMTIDSUTSIKTER OG VISJONER

Utfordringene fremover for kjeve- og ansiktskirurgi

Selv om kjeve- og ansiktskirurgien er i rask utvikling med betydelige teknologiske fremskritt, står den overfor en rekke fremtidige utfordringer. La oss se nærmere på noen av disse utfordringene og de tilhørende fremtidsutsiktene.

1. Tilpasning til ny teknologi :
   - **Utfordring:** Fremskritt som robotassistert kirurgi og 3D-printing gir nye muligheter, men krever også kontinuerlig opplæring og tilpasning fra kirurgenes side.
   - **Fremtidsutsikter:** Opplærings- og sertifiseringsprogrammene må utvikles for å innlemme disse ferdighetene, slik at kirurgene ikke bare er teknisk kompetente, men også i stand til å utnytte de tilgjengelige teknologiske verktøyene fullt ut.
2. Behandling av pasienter med komplekse tilstander :
   - **Utfordring:** Håndtering av pasienter med komplekse komorbiditeter, for eksempel eldre eller pasienter med kroniske sykdommer, krever en tverrfaglig tilnærming.
   - **Fremtidsutsikter:** Tettere samarbeid med andre medisinske spesialiteter og vektlegging av en helhetlig tilnærming til behandling er avgjørende.
3. Tilgang til kirurgisk behandling :
   - **Utfordring:** Mange pasienter rundt om i verden har ikke tilgang til grunnleggende kirurgisk behandling, et problem som forverres i områder med lite ressurser.
   - **Utsikter:** Kjeve- og ansiktskirurgene og de faglige organisasjonene må arbeide for en bedre fordeling av ressursene og for å forbedre tilgangen til behandling i underbetjente områder.
4. Håndtering av pasientenes forventninger :
   - **Utfordring:** Med det økende antallet estetiske inngrep blir det stadig viktigere å håndtere pasientenes forventninger.

- **Perspektiv:** Tydelig, ærlig kommunikasjon og pasientopplæring om mulige utfall og risikoer er grunnleggende.
5. Etiske spørsmål :
   - **Utfordring:** Etiske spørsmål, særlig når det gjelder ikke-nødvendig kosmetisk kirurgi, krever nøye gjennomtenkning og navigering.
   - **Perspektiv:** En kontinuerlig forpliktelse til grunnleggende etiske prinsipper og en åpen og ærlig diskusjon om disse spørsmålene er avgjørende.
6. Forskning og utvikling :
   - **Utfordring:** Forskningen innen kjeve- og ansiktskirurgi må fortsette å utvikle seg for å forbedre kirurgiske teknikker og pasientresultater.
   - **Utsikter:** Økte investeringer i forskning og utvikling er avgjørende for at spesialiteten skal utvikle seg videre.
7. Opplæring og utdanning :
   - **Utfordring: Det** er viktig å sikre etter- og videreutdanning av høy kvalitet for kjeve- og ansiktskirurger.
   - **Perspektiv:** Utdanningsinstitusjoner og sykehus må forplikte seg til å tilby etter- og videreutdanning av høy kvalitet.
-

Selv om kjeve- og ansiktskirurgi står overfor disse og andre utfordringer, kan proaktiv håndtering av disse problemene og bruk av innovasjoner hjelpe spesialiteten til å utvikle seg og forbedre behandlingen og resultatene for pasienter over hele verden.

Fremtidens sykepleierutdanning i denne spesialiteten

Fremtiden for sykepleierutdanningen, spesielt innen spesialiteten kjeve- og ansiktskirurgi, ser ut til å bli både dynamisk og i stadig utvikling. La oss ta en titt på de viktigste trendene, innovasjonene og tilpasningene vi kan forvente å se:

1. Simuleringsbasert opplæring :
Simuleringsteknologien har vokst raskt. Det forventes at utdanningen av sykepleiere i denne spesialiteten vil omfatte stadig flere simuleringsøkter, noe som gir et trygt miljø der man kan øve på avanserte ferdigheter før man interagerer med virkelige pasienter.

2. Videreutdanning og spesialisering :
Med den raske utviklingen innen medisinsk teknologi og kirurgiske teknikker må sykepleiere delta i etterutdanning for å holde seg oppdatert. Avanserte opplæringsmoduler eller spesialistsertifiseringer kan tilbys.

3. Tverrfaglig tilnærming :
Betydningen av teamsentrert pasientbehandling vil bli forsterket. Opplæringen vil oppmuntre til økt samarbeid mellom sykepleiere, kirurger, anestesileger, logopeder og annet helsepersonell.

4. Fokus på myke ferdigheter:
I tillegg til kliniske ferdigheter vil det bli lagt større vekt på trening i kommunikasjon, empati, stressmestring og etisk beslutningstaking.

5. Teknologi og telemedisin :
I fremtiden vil vi sannsynligvis i større grad innlemme teknologi i sykepleien. Sykepleiere vil få opplæring i bruk av telemedisinske verktøy, pasientovervåkingsapplikasjoner og annen ny teknologi.

6. Kulturell og etisk opplæring :
Opplæringen vil legge vekt på viktigheten av å forstå pasientenes ulike kulturelle, religiøse og individuelle perspektiver, og hvordan disse kan påvirke behandlingen.

7. Forskning og deltakelse i evidensbasert praksis :
Sykepleiere vil bli oppmuntret til å delta i klinisk forskning og til å anvende praksis basert på solid evidens, og dermed forbedre pleiestandarden.

8. Hybrid læring :
Med utviklingen av e-læringsteknologi kan vi forvente en kombinasjon av tradisjonell klasseromsundervisning og e-læring, noe som gir studentene større fleksibilitet.

9. Diversifiserte kliniske investeringer :
Hospiteringsmulighetene kan utvides fra tradisjonelle sykehus til å omfatte spesialistklinikker, medisinske oppdrag i utlandet og ambulatorier.

10. Styrke ledelseskompetansen :
Med tanke på at spesialsykepleiere kan få avanserte og ledende roller, kan moduler om teamledelse, administrasjon og ressursforvaltning integreres.

Fremtidens sykepleierutdanning innen kjeve- og ansiktskirurgi vil bli rik og variert, og den vil tilpasse sykepleierne til pasientenes skiftende behov og det globale medisinske landskapet. Disse tilpasningene vil sikre behandling av høy kvalitet, samtidig som sykepleierne får de ferdighetene de trenger for å trives i sin spesialistkarriere.

Visjon og ambisjoner for optimal omsorg

I en verden i stadig endring, der medisin og teknologi utvikler seg i rasende fart, kan idealet om optimal behandling virke som et bevegelig mål. Likevel er vår visjon om optimal omsorg forankret i tidløse prinsipper, samtidig som den omfatter innovasjon og tilpasningsevne. Her er en oversikt over visjonen og ambisjonene som ligger til grunn for hvert enkelt element:

1. Pasientsentrert :
Hver pasient er unik, med individuelle behov, verdier og ønsker. Optimal behandling anerkjenner og respekterer dette unike ved å sette pasienten i sentrum for alle medisinske beslutninger.

2. Helhetlig tilnærming :
Omsorg bør ikke begrenses til å behandle en sykdom eller et symptom. Den må omfatte alle aspekter av individet: fysiske, mentale, emosjonelle, sosiale og åndelige.

3. Universell tilgang :
Alle skal ha tilgang til helsetjenester av høy kvalitet, uavhengig av opprinnelse, økonomisk situasjon eller geografisk plassering.

4. Integrering av avansert teknologi :
Selv om teknologi alene ikke kan definere optimal behandling, kan den gi et viktig bidrag. Integrering av medisinske innovasjoner, telemedisin og andre teknologiske verktøy vil forbedre diagnostisering, behandling og oppfølging.

5. Etter- og videreutdanning :
Helsepersonell må delta i kontinuerlig læring for å sikre at deres ferdigheter og kunnskaper gjenspeiler dagens beste praksis.

6. Åpen og effektiv kommunikasjon :
Tydelig kommunikasjon mellom pasienter, pårørende og helsepersonell er avgjørende. Det skaper tillit, forbedrer etterlevelsen av behandlingen og oppmuntrer til å ta informerte beslutninger.

7. Felles beslutningstaking :
Pasientene må ta ansvar for sin egen helse og samarbeide tett med helsepersonell i beslutningsprosessen.

8. Forskning og innovasjon :
Optimal behandling krever konstant utforskning av nye metoder, behandlinger og tilnærminger, støttet av grundig forskning.

9. Sikkerhet :
Pasientsikkerheten er av største betydning, med klare rutiner for å minimere feil og håndtere komplikasjoner på en effektiv måte.

10. Etikk og integritet :
All behandling må utføres med respekt for menneskeverdet og i samsvar med høye etiske standarder.

Vår ambisjon er enkel: å tilby alle pasienter best mulig behandling i et miljø preget av medfølelse, dyktighet, innovasjon og respekt. Ved alltid å ha denne visjonen i bakhodet kan vi navigere gjennom utfordringene i den moderne medisinske verden, samtidig som vi tilbyr behandling som virkelig løfter den menneskelige tilstand.

Kapittel 32

PRAKTISKE RÅD OG RESSURSER

Håndtering av stress og utbrenthet

Håndtering av stress og utbrenthet er et stort problem i mange yrker, særlig innen helsevesenet. Stort ansvar, lange arbeidsdager og følelsesmessig ladede situasjoner kan raskt føre til en følelse av utbrenthet. Å gjenkjenne faresignalene og iverksette proaktive strategier kan bidra til å forebygge og håndtere disse utfordringene.

Symptomer :
Utbrenthet oppstår ikke over natten. Den setter inn gradvis og manifesterer seg gjennom ulike symptomer:
- **Fysisk:** Vedvarende tretthet, søvnproblemer, hodepine eller muskelsmerter.
- Følelsesmessig: **Følelser** av isolasjon, nedstemthet, kynisme eller økt irritabilitet.
- **Atferd:** Redusert produktivitet, unngåelse av arbeid, endringer i spise- eller drikkevaner.

Ledelsesstrategier :
- **Sette grenser: Det er** viktig å kunne si nei og sette klare grenser mellom jobb og privatliv. Det kan innebære å koble fra jobbmailen utenfor arbeidstiden eller å ta regelmessige pauser i løpet av dagen.
- **Ta vare på deg selv:** Aktiviteter som meditasjon, yoga, fysisk trening og et balansert kosthold kan bidra til å håndtere stress.
- **Sosial kontakt:** Å snakke med kolleger, venner eller en terapeut kan gi følelsesmessig støtte. Solidaritet og erfaringsutveksling kan gi perspektiv og lindring.
- **Utøve en lidenskap:** Å ha en hobby eller aktivitet utenfor jobben kan hjelpe deg med å slappe av og koble av fra arbeidspresset.
- **Utdanning og opplæring:** Deltakelse på kurs i stressmestring eller resiliens kan gi deg verktøy til å håndtere vanskelige situasjoner.

- **Ta ferie: Det** er viktig å ta seg tid til å hvile og lade opp med jevne mellomrom for å forebygge utbrenthet.
- **Søk hjelp:** Hvis stresset blir overveldende, kan det være nyttig å oppsøke helsepersonell, for eksempel en psykolog eller rådgiver.
- **Revurdere rollen eller karrieren:** I visse tilfeller kan det være nødvendig å skifte til en annen stilling eller en annen spesialitet for å bevare den mentale og emosjonelle helsen.
- **Organisasjonskultur:** Arbeidsgivere har også en rolle å spille når det gjelder å skape et sunt arbeidsmiljø, gjenkjenne tegn på utbrenthet hos de ansatte og tilby passende støtte.

Håndtering av stress og utbrenthet krever en proaktiv tilnærming fra både enkeltpersoner og organisasjoner. Ved å være oppmerksom på faresignalene og iverksette forebyggende tiltak er det mulig å opprettholde en sunn balanse mellom jobb og privatliv.

Holde seg oppdatert fremskritt på området

Det er helt avgjørende å holde seg oppdatert på utviklingen innen et fagfelt, spesielt et så dynamisk felt som kjeve- og ansiktsmedisin og -kirurgi. Å tilpasse seg innovasjoner og nye metoder er avgjørende for å kunne gi best mulig pasientbehandling, forbli konkurransedyktig og fortsette å utvikle seg som fagperson. Her er noen tips til hvordan du kan holde deg oppdatert:

- **Abonnement på vitenskapelige tidsskrifter:** Det finnes mange vitenskapelige tidsskrifter som jevnlig publiserer artikler basert på nyere forskning. Disse tidsskriftene er ofte det første stedet der nye oppdagelser deles med det medisinske miljøet.

- **Konferanser og seminarer:** Ved å delta på fagkonferanser kan du ikke bare høre om den nyeste forskningen direkte fra ekspertene, men også bygge nettverk med andre fagfolk og dele erfaringer.
- **Etterutdanning:** Mange helserelaterte yrker har krav om etterutdanning. Dette kan være nettbaserte kurs, workshops eller praktiske samlinger.
- **Nettfellesskap og -fora:** Det finnes utallige nettfora og -grupper der fagpersoner kan stille spørsmål, dele oppdagelser eller diskutere de siste nyhetene på sitt felt.
- **Bøker og publikasjoner:** I tillegg til vitenskapelige tidsskrifter gir mange eksperter ut bøker som går i dybden på enkelte emner eller presenterer nye perspektiver.
- **Nettverksbygging:** Å snakke med kolleger, delta i diskusjonsgrupper og melde seg inn i fagforeninger kan gi mange muligheter til å lære av andre.
- **Teknologi:** Bruk applikasjoner, programvare eller andre teknologiske verktøy som er utviklet spesielt for ditt fagområde. Disse er ofte oppdatert med den nyeste kunnskapen og kan tilby integrert opplæring eller veiledninger.
- **Universiteter og forskningsinstitusjoner:** Samarbeid med akademiske institusjoner kan gi tilgang til banebrytende forskning, kliniske studier og andre verdifulle ressurser.
- **Sjekk ut spesialiserte medier:** Noen nettsteder, YouTube-kanaler, podcaster eller blogger er dedikert til å formidle de siste nyhetene og trendene på spesifikke områder.
- **Innta en mentalitet preget av kontinuerlig læring: Det er** viktig å ha en proaktiv holdning til læring. I stedet for å vente på at informasjonen kommer til deg, bør du aktivt oppsøke ny kunnskap og være åpen for endringer.

Å holde seg oppdatert krever et aktivt engasjement. Medisin er et fagfelt i stadig utvikling, og det dukker stadig opp nye oppdagelser, teknikker og teknologier. Ved å investere tid og krefter i å holde seg oppdatert kan fagpersoner tilby pasientene bedre kvalitet på behandlingen og berike sin egen karriere.

Ressurser og faglige sammenslutninger

Faglige ressurser og foreninger spiller en viktig rolle som støtte for helsepersonell, spesielt innen kjeve- og ansiktskirurgi. Disse organisasjonene tilbyr muligheter for videreutdanning, nettverksbygging og tilgang til nyskapende forskning, og de representerer ofte medlemmenes interesser overfor myndigheter og offentligheten.

- Profesjonelle foreninger :
    - **International Association of Oral and Maxillofacial Surgeons (IAOMS)**: Dette er en av de ledende organisasjonene innen oral- og kjevekirurgi. Den fremmer utveksling av kunnskap og ressurser mellom kirurger over hele verden.
    - **American Association of Oral and Maxillofacial Surgeons (AAOMS)**: For fagfolk i USA tilbyr AAOMS opplæring, konferanser og relevante publikasjoner.
    - Andre land har ofte egne nasjonale foreninger for kjeve- og ansiktskirurgi.
- Aviser og tidsskrifter :
    - **Journal of Oral and Maxillofacial Surgery (JOMS)**: Et ledende tidsskrift på området som publiserer artikler basert på nyere forskning.

- **International Journal of Oral and Maxillofacial Surgery**: En annen viktig kilde til den nyeste forskningen og kasuistikker.
- **Konferanser og seminarer:** Disse arrangementene er viktige for å bygge nettverk, lære de nyeste teknikkene og oppdage ny forskning. Foreningene nevnt ovenfor arrangerer jevnlig konferanser.
- **Nettbasert opplæring:** Mange nettsteder, universiteter og foreninger tilbyr nettbaserte kurs for å hjelpe fagfolk med å holde seg oppdatert på de nyeste teknikkene og oppdagelsene.
- **Forum og diskusjonsgrupper:** På disse plattformene kan fagpersoner utveksle ideer, stille spørsmål og dele erfaringer med kolleger fra hele verden.
- Andre ressurser :
  - **Medisinske biblioteker og databaser**: Ressurser som PubMed gir tilgang til en enorm samling av artikler og forskning.
  - **Sertifiseringsorganer**: Disse institusjonene fastsetter og opprettholder faglige standarder. De tilbyr ofte ressurser for å hjelpe fagpersoner med å oppnå og fornye sertifiseringen.
- **Tverrprofesjonelt samarbeid: Samarbeid** med foreninger innen beslektede fagområder, som odontologi, plastikkirurgi, onkologi osv., kan gi bredere perspektiver og muligheter for samarbeid.

For å få mest mulig ut av disse ressursene anbefales det at fagpersoner engasjerer seg aktivt: bli medlem av foreninger, delta på konferanser, delta i diskusjoner og holde seg oppdatert på publikasjoner i ledende tidsskrifter. Dette sikrer ikke bare en informert praksis, men styrker også fagpersonens omdømme og troverdighet i samfunnet.

Kapittel 33

KONKLUSJON MOT EN LOVENDE FREMTID

Det uvurderlige bidraget fra sykepleiere innen kjeve- og ansiktskirurgi

Kjeve- og ansiktskirurgi, med sitt komplekse spekter av inngrep fra korrigering av medfødte misdannelser til posttraumatisk rekonstruksjon, krever spesialkompetanse ikke bare fra kirurgen, men også fra hele det medisinske teamet. Kjeve- og ansiktskirurgiske sykepleiere utgjør en viktig del av dette teamet.

Pasientens første møte med en sykepleier kan være avgjørende for hvordan pasienten opplever operasjonen. Gjennom sin empatiske tilnærming beroliger sykepleierne pasienter og pårørende, avklarer deres tvil og skaper et tillitsfullt klima. De spiller en viktig rolle i de preoperative forberedelsene og sørger for at pasienten forstår inngrepet, dets fordeler og risikoer.

Under operasjonen arbeider operasjonssykepleieren tett sammen med kirurgen, forutser kirurgens behov, sørger for sterilitet og sikkerhet og overvåker hele tiden pasientens velbefinnende. Operasjonssykepleierens hurtighet, presisjon og dyktighet kan ha stor betydning for operasjonsforløpet.

Den postoperative fasen er minst like viktig. Sykepleieren overvåker smerter, ser etter tegn på komplikasjoner, veileder pasienten gjennom den postoperative pleien og fungerer ofte som et bindeledd mellom pasienten, familien og det medisinske teamet. Sykepleierens evne til å undervise, berolige og oppmuntre kan fremskynde rekonvalesensen og optimalisere det kirurgiske resultatet.

Men i tillegg til de tekniske ferdighetene er det kanskje på det emosjonelle området at sykepleierne skinner sterkest. Kjeve- og ansiktskirurgi kan ofte ha stor innvirkning på pasientens identitet og selvfølelse, og den psykologiske støtten fra sykepleieren er avgjørende. Enten det dreier seg om å lytte til pasientens bekymringer, dele postoperative suksesser eller veilede pasienten gjennom rehabiliteringens utfordringer, er sykepleieren ofte den emosjonelle livlinen som pasienten lener seg på.

Sykepleiere innen kjeve- og ansiktskirurgi bidrar også til videreutdanning, forskning, forbedring av rutiner og utvikling av retningslinjer. På grunn av sin nærhet til pasienten er de ofte de første til å identifisere forbedringsområder og foreslå innovative løsninger for å forbedre pleien og effektiviteten.

Verdien av kjeve- og ansiktskirurgiske sykepleiere ligger i deres evne til å kombinere tekniske ferdigheter, medmenneskelig omsorg og klinisk ekspertise for å skape en helhetlig pasientopplevelse. I et felt der hver millimeter teller, der funksjon og form møtes, og der det fysiske og det emosjonelle er uløselig knyttet sammen, fremstår sykepleieren som en sentral pilar i den kirurgiske opplevelsen.

Teknologiens innvirkning og innovasjon for fremtiden

Teknologiens og innovasjonens innvirkning på fremtiden er et omfattende tema som påvirker nesten alle områder av livet vårt. Innen medisin, kommunikasjon, utdanning, industri og til og med i hverdagslivet vårt er teknologi og innovasjon katalysatorer som former fremtiden.

1. Medisin og helsevesen :
Telemedisin, robotassistert kirurgi, genomikk og kunstig intelligens i diagnostikken er i ferd med å forandre helsevesenet radikalt. Sykdommer som tidligere var uhelbredelige, kan nå behandles takket være genterapi.

Medisinske wearables muliggjør kontinuerlig overvåking og gir verdifulle data for tidlig diagnostisering og forebygging.

2. Kommunikasjon :
5G og fremtidige teknologier lover raskere kommunikasjonshastigheter, redusert ventetid og allestedsnærværende tilkoblingsmuligheter. Dette legger til rette for smarte byer, oppkoblede kjøretøy og tingenes internett (IoT).

3. Utdanning :
Virtuell og utvidet virkelighet, e-læringsplattformer og kunstig intelligens er i ferd med å personalisere utdanningsopplevelsen, noe som gjør læringen mer tilgjengelig og skreddersydd til elevenes individuelle behov.

4. Energi og miljø :
Innovasjoner innen fornybar energi, som sol- og vindkraft, samt fremskritt innen energilagring, peker mot en grønnere fremtid. Teknologier for karbonfangst og -lagring kan også spille en avgjørende rolle i kampen mot klimaendringene.

5. Industri og produksjon :
3D-printing, avansert robotteknologi og tingenes industrielle internett er i ferd med å revolusjonere produksjonen, noe som muliggjør mer fleksibel, kundetilpasset og lokal produksjon.

6. Økonomi og finans :
Kryptovalutaer, blockchain og fintechs omdefinerer transaksjoner, tillit og sikkerhet i finansverdenen.

7. Daglig :
Teknologien forbedrer og forenkler hverdagen vår, fra hjemmeautomatisering til utvidet virkelighet for shopping.

Men med denne utviklingen følger også utfordringer. Spørsmål om konfidensialitet, etikk, sikkerhet og rettferdighet blir stadig mer presserende. Hvordan sikrer vi for eksempel at kunstig intelligens ikke er forutinntatt i sin automatiske læring? Hvordan kan selskaper regulere og ta i bruk ny teknologi uten å kvele innovasjonen?

Fremtiden er full av løfter ved hjelp av teknologi og innovasjon, men den krever også nøye gjennomtenkning, fornuftig regulering og ansvarlig bruk for å sikre at disse fremskrittene kommer alle til gode på en rettferdig måte.

Inspirere neste generasjon sykepleiere

Å inspirere neste generasjon sykepleiere er mer enn et spørsmål om teknisk opplæring. Det er også, og kanskje fremfor alt, et spørsmål om å tenne en indre flamme, om å formidle lidenskap og verdier. Sykepleiere er kjernen i forholdet mellom pleier og pasient, og de legemliggjør både vitenskapen og menneskeheten i legeyrket.

1. Historier og vitnesbyrd :
Historier fra virkeligheten, suksesser og utfordringer som er overvunnet, kan være en viktig kilde til inspirasjon. Den nye generasjonen trenger å høre historiene til dem som har stått i frontlinjen under helsekriser, som har fulgt pasienter på slutten av livet eller som har opplevd utrolige øyeblikk av håp.
2. Den menneskelige dimensjonen :
Det er viktig å legge vekt på den menneskelige dimensjonen i sykepleierrollen. Bare det å holde en pasient i hånden, berolige familien eller gi et smil kan ha en enorm betydning. Denne menneskelige kontakten, dette dype båndet som skapes mellom sykepleier og pasient, er unikt og bør verdsettes.
3. Innovativ opplæring :
Læringsteknikkene er i stadig utvikling. Simuleringer,

virtuell virkelighet og interaktive casestudier kan gjøre opplæringen mer dynamisk og virkelighetsnær.

4. Mentorordninger:
Mentorprogrammer kan hjelpe unge sykepleiere med å se for seg sin fremtidige rolle. Å ha en mentor, en som veileder, gir råd og deler erfaringer, kan være en avgjørende faktor for en ung sykepleiers yrkesvalg.

5. Fremme yrket :
Det er avgjørende å styrke sykepleiernes rolle i helsevesenet. Dette krever anerkjennelse både når det gjelder lønn og sosial status. En anerkjent og respektert sykepleier vil inspirere flere til å søke seg til yrket.

6. Tilpasningsevne:
Helsevesenet er i rask endring. Den neste generasjonen sykepleiere må være forberedt på å tilpasse seg, lære og utvikle seg gjennom hele karrieren. Dette innebærer å fremme kontinuerlig opplæring og oppmuntre til faglig nysgjerrighet.

7. Sosialt engasjement :
Den nye generasjonen blir stadig mer samfunnsengasjert. Den sosiale og etiske dimensjonen ved sykepleieryrket må fremheves. Å ta del i humanitære oppdrag, engasjere seg i veldedige saker eller forsvare pasienters rettigheter er alle aspekter som kan være attraktive og inspirerende.

Endelig er alle sykepleiere allerede en kilde til inspirasjon gjennom sitt engasjement, sin profesjonalitet og sin lidenskap. Det er viktig å gi alle muligheten til å dele sine erfaringer, videreformidle kunnskapen sin og legemliggjøre kjerneverdiene i dette viktige yrket.

www.ingramcontent.com/pod-product-compliance
Lightning Source LLC
Chambersburg PA
CBHW050052230526
45470CB00004B/1494